3D Printing and Accurate Seed Implantation Therapy

3D 打印技术与精准粒子植入治疗学

U0197336

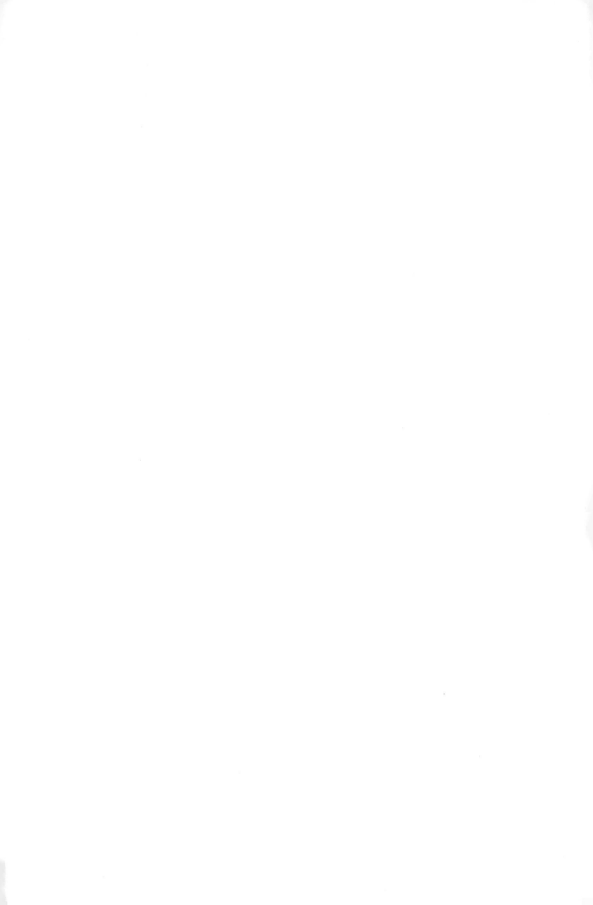

北京大学放射肿瘤学临床规范系列

3D Printing and Accurate Seed Implantation Therapy

3D 打印技术与精准粒子植入治疗学

主　编　王俊杰

编者（按姓名汉语拼音排序）

北京大学第三医院

范京红　郭福新　吉　喆　江　萍　姜玉良　李　君　廖安燕　林　蕾　孟　娜
孙海涛　田素青　王　皓　王俊杰　王攀峰　姚丽红　张喜乐

天津医科大学第二医院

柴树德　霍彬

山东省立医院

韩明勇

唐山市人民医院

陈宝明

北京大学医学出版社

3D DAYIN JISHU YU JINGZHUN LIZI ZHIRU ZHILIAOXUE

图书在版编目（CIP）数据

3D 打印技术与精准粒子植入治疗学 / 王俊杰主编 .
—北京：北京大学医学出版社，2016.8（2016.11 重印）
ISBN 978-7-5659-1433-1

Ⅰ. ①3… Ⅱ. ①王… Ⅲ. ①立体印刷–印刷术–应用–放射疗法
Ⅳ. ①R730.5

中国版本图书馆 CIP 数据核字（2016）第 172033 号

3D 打印技术与精准粒子植入治疗学

主　　编：王俊杰
出版发行：北京大学医学出版社
地　　址：（100191）北京市海淀区学院路 38 号　北京大学医学部院内
电　　话：发行部 010-82802230；图书邮购 010-82802495
网　　址：http://www.pumpress.com.cn
E - mail：booksale@ bjmu.edu.cn
印　　刷：北京佳信达欣艺术印刷有限公司
经　　销：新华书店
责任编辑：张凌凌　责任校对：金彤文　责任印制：李　啸
开　　本：710mm×1000mm　1/16　印张：13.25　字数：266 千字
版　　次：2016 年 8 月第 1 版　2016 年 11 月第 2 次印刷
书　　号：ISBN 978-7-5659-1433-1
定　　价：85.00 元
版权所有，违者必究
（凡属质量问题请与本社发行部联系退换）

主编简介

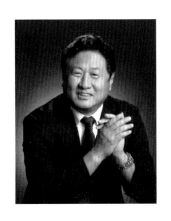

王俊杰，教授，主任医师，博士，博士研究生导师。现任北京大学第三医院肿瘤放疗科主任、北京大学国际医院放射治疗科主任、北京大学医学部放射肿瘤学系主任、北京大学医学部近距离放疗研究中心主任、中国医师学会粒子植入治疗专家委员会执行主任委员、中国抗癌协会肿瘤微创治疗专业委员会副主任委员、中国老年肿瘤专业委员会微创分会主任委员、北京医学会放射肿瘤专业委员会主任委员、中华放射肿瘤专业委员会常委、中华放射医学与防护专业委员会常委、中华放射医学与防护杂志副主编、中华医学杂志、中华放射肿瘤学杂志、中国微创外科杂志、中华肿瘤防治杂志编委等。

1995—1997 年，王俊杰教授在美国加州大学旧金山分校进修学习期间，接触到了放射性碘-125 粒子近距离治疗前列腺癌的肿瘤微创内照射放疗技术，回国后于 2001 年在北京大学第三医院与泌尿外科、超声诊断科合作完成我国首例经直肠超声引导会阴部平面模板辅助放射性碘-125 粒子植入治疗前列腺癌，开启了我国放射性粒子植入近距离治疗的新里程。2002 年王俊杰教授与放射科合作将 CT 引导技术全面引入放射性粒子植入治疗领域，开展头颈部、胸部、腹部、盆腔和脊柱等部位各种复发和转移性肿瘤的治疗，开创了放射性粒子植入治疗的全新时代，极大丰富、创新和发展了放射性粒子近距离治疗临床内涵，扩大了应用范围。2009 年王俊杰教授作为大会主席在北京成功举办了首届国际放射性粒子治疗肿瘤学术大会，展示中国学者在放射性粒子治疗领域的创新性工作，被国际著名放射性粒子治疗领域专家——美国西雅图前列腺研究所 John C Blasko 教授称为"中国粒子治疗之父"。其后关于肺癌和复发性直肠癌放射性粒子植入治疗的研究结果被美国近距离学会和 2014、2015 和 2016 年 NCCN 指南收录。2012 年王俊杰教授与北京航空航天大学合作将术中计算机治疗计划系统与 CT 模拟定位机成功实现对接，解决了放射性粒子植入治疗术中剂量优化的技术难题。2015 年王俊杰教授又将 CT 引导结合 3D 打印非共面个体化模板辅助技术全面引入头颈部、胸部、腹部和盆腔肿瘤的放射性粒子植入治疗，彻底解决了因人体曲度变化、解剖结构干扰和器官运动而导致的放射性粒子植入剂量学冷点和热点的世界难题。建立起了可计划、可评估、可普及、可规范、可推广的粒子植入临床治疗技术规范与标准，大大提高了放射性粒子植入治疗的精度、灵活性以及治疗效率。2016 年王俊杰教授又携团队成功实现 3D 打印高剂量率后装个体化模板施源器，为子宫颈癌放疗后复发患者带来极大希望。16 年间王俊杰教授作为全国粒子治疗领域领军人物成功举办了全国放射性粒子治疗肿瘤学术研讨会 16 届、全国放射性粒子治疗学习班 8 届、3D 打印手术演示会 2 届。发表 SCI 文章 30 余篇，最高影响因子 10 分以上。获得国家自然科学基金 3 项，首都重大专项和首都发展基金各 1 项，教育部博士点基金 1 项，"十三五"重大课题分课题 1 项。主编《放射性粒子近距离治疗肿瘤》（第 1 版、第 2 版）、《放射性粒子近距离治疗前列腺癌》（第 1 版、第 2 版）和《放射性粒子治疗肿瘤临床应用规范》。获北京市百名优秀青年医师奖，获教育部科技创新二等奖和华夏医学创新三等奖。多次应邀到美国、日本和韩国讲学。

序

　　缘于图像及数字化推动了放射物理及放射生物学的进步，放射肿瘤治疗学在近20年来获得巨大进展。肿瘤治疗因而获益，放射肿瘤治疗理论与实践的双翼都有令人兴奋的实质性发展，使得这一专业丰富多彩。外照射领域推广 IMRT 及 IGRT；在4D-IGRT 的领域内，CBCT、MRI、超声、PET–CT 等影像指引、呼吸门控等也参与精确放疗，使射线跟踪放疗能消灭分次内误差；SRS、SBRT、SABR 等治疗方法改进，使放疗疗效得以提高。这些都带动了放射肿瘤学治疗的飞速发展。

　　在这样一个关键时刻，国际上放射肿瘤病学的另一分支——近距离治疗学，于近20年来同步得到巨大发展。我国近距离治疗的后装治疗临床应用虽有50年历史，但几起几落，始终未能得到应有重视和广泛临床应用。放射性粒子植入在最近15年来，却得到了临床厚爱，出现蓬勃发展趋势。以北京大学第三医院王俊杰教授为首的团队，不遗余力地钻研、推广、规范化这一新的临床技术。从基础到临床，进行了系统的研究，发表了许多颇有见地的论文，开辟适应证范围，制定规范，更毫无保留地在全国推广，多次举办学术研讨会、学习班、技术推广会、多中心协作研讨会，强调规范化，使这一技术充分发挥应有的作用，更好地培养了合格的学科带头人。为使这一技术达到国际水平，多次举办国内及国际交流，与这一领域的国际学科代表人物、学会及专家建立了牢固的联系。北大三院某些论文已经达到国际水平，例如，盆腔直肠癌复发病灶，可用放射性粒子植入作为挽救治疗，该论文被 NCCN 直肠癌治疗指南连续3年收录，成为我国放射肿瘤治疗学者对国际指南的贡献。

　　放射性粒子植入技术的熟练掌握，促进了专业团队理念与实践的创新发展。王俊杰、张建国、柴树德等学科领军专家，不满足于国外已有的技术要求，在临床工作中总结与创造了许多放射性粒子植入的新理论、新实践，研发改造与创新了许多临床应用的设备。他们毫无保留地进行推广，使更多的同仁和医疗单位获益。例如：3D 模板、机器人植入设备、植入粒子仓和针、骨穿设备、TPS 系统等。许多设备已经取得国家专利。许多研究已经在国内外注册登记，许多研究获得各级科研基金支持。

　　王俊杰教授始终认真钻研近距离治疗粒子植入技术。我清楚地记得4年前首先召集关于 3D 模板的临床应用研讨会。那次学术研讨会对于 3D 模板临床应用进行了充分研讨。与平板模板相比，3D 模板这一技术改进完美地达到外照射所追求的非等中心、非共面的 4D 治疗技术要求。3D 模板会使靶区无死角、适形度达到 100%，计量分布更均匀一致，无冷、热点，使处方剂量得到难以想象的理想要求。当然，在临床应用中，更加个体化，需要术者设计得聪明合理，充分发挥术者的 4D 空间想象力，给出一个天工级的 TPS。这项工作使王俊杰教授和他的合作者及团队，花费了大量心血，尽力创新与充实这项技术。3D 模板的临床应用使粒子植入技术进入一个新时代。他们的工作都总结在这本书中。他们愿意与同道交流、学习、进步。

这项技术可能还会有发展，我们有所期待。

我欣然作序，挂一漏万，但我仅是介绍他们的成果给我的感受。衷心祝愿本书的作者取得更大成绩！

申文江
北京大学医学部 放射肿瘤学系终身名誉教授
2016 年 5 月 1 日

前　言

　　放射性粒子组织间近距离治疗肿瘤有 100 多年的历史。早期放射性粒子治疗肿瘤使用的是高能放射性核素，如钴-60，镭-226 等，这些核素释放 γ 射线，穿透力强，不易防护。近 20 年来，由于低能核素，如碘-125、钯-103 研制成功，计算机三维治疗计划系统和超声导航系统出现，使放射性粒子治疗前列腺癌获得技术成功。在美国，早期前列腺癌的放射性粒子植入治疗已与手术、外放疗一样成为标准治疗手段之一。

　　2001 年 11 月作者所带领的北医三院团队成功完成国内首例经会阴超声引导放射性粒子植入治疗前列腺癌，开启我国放射性粒子植入治疗的全新里程。其后陆续将超声引导技术应用于颈部淋巴结转移癌、复发舌癌、局部晚期胰腺癌、肝癌和肝转移癌治疗等，极大地丰富了放射性粒子植入治疗的范畴。2002 年作者与放射科合作将 CT 引导技术引入头颈部复发癌、肺癌、胸壁转移癌、脊柱肿瘤、软组织肿瘤和盆腔复发性直肠癌、子宫颈癌等，大大提高了放射性粒子植入治疗精度，扩大了适应证，其中关于复发性直肠癌的研究成果被美国 NCCN 指南收录。2014 年北京大学口腔医院张建国教授率先发表 3D 打印模板引导放射性粒子植入治疗儿童软组织肿瘤和腮腺癌的研究结果。2015 年北京大学第三医院将 3D 打印技术与 CT 引导技术结合，将 3D 打印个体化模板技术全面应用到胸部、腹部和盆腔肿瘤治疗，大幅度地提高了粒子治疗精度，并完全实现全程质量控制。3D 打印技术是粒子植入治疗领域的一场革命，为下一步建立行业标准和技术规范奠定了坚实的基础。

　　粒子植入治疗历经超声引导、CT 引导和 3D 打印模板引导，实现了跨越式发展。其中中国学者功不可没。历时 15 年时间，中国学者完成了各种实体肿瘤粒子植入治疗探索和技术标准建立，并普及推广到 1000 多家医院，挽救了大量肿瘤患者。

　　3D 打印模板技术刚刚应用到临床，处于起步阶段，尚需要通过大量临床实践来完善，因此，在本书编写过程中难免存在偏差和认识上的不足，敬请广大学者和专家进行批评指正，以推动粒子治疗在我国科学化、标准化、程序化发展。

　　谨以此书献给那些默默奋斗在肿瘤研究和治疗领域的同道们。

王俊杰

2016 年 4 月 6 日

目　录

第一章　近距离治疗发展史

近距离放射治疗（简称近距离治疗）问世一个多世纪以来，一直在肿瘤治疗中发挥重要作用。过去 50 年内近距离放射治疗和核物理学迅速发展，人工放射性核素源研发成功，计算机和 3D 影像技术应用，极大地促进了近距离放射治疗技术的发展。

第一节　概　述

放射物理学的重大发现，即核反应堆、新型粒子加速器、3D 影像及计算机辅助计划系统的进步，对近距离治疗发展产生深远影响。通过这些技术与临床有机结合，近距离治疗已成为肿瘤治疗的重要工具。过去 50～60 年间近距离治疗有许多里程碑性事件，包括：①新的放射性核素及后装技术显著扩大了近距离放疗临床应用范畴；②个体化、解剖学为基础的剂量评估体系建立；③定量剂量测定方法有效实施；④CT 影像引导辅助插植技术开始实施；⑤3D 打印非共面个体化模板技术开始应用。

第二节　近距离治疗历史

20 世纪 50 年代，腔内近距离放疗开始用于宫颈癌治疗。镭-226（^{226}Ra）是 20 世纪 60 年代主要的腔内治疗源。20 世纪 50 年代霍尔特镭研究所报道了组织间治疗，多为单平面永久性氡-222 粒子（^{222}Rn）插植治疗皮肤癌。英国利用标准化^{226}Ra针插植治疗，并建立了治疗技术标准。在美国，大部分组织间植入为永久性^{222}Rn粒子，直到 20 世纪 40 年代低活度^{226}Ra得到广泛应用。

20 世纪 50 年代，肿瘤放疗医师已经清楚意识到近距离治疗的缺点。镭针外径为 1.65mm。将针准确、规则地植入瘤体可获得较好的临床治疗效果，但这种治疗需要较高的手术技巧。近距离放疗医师需要操作迅速，以免自己及其他工作人员受到过量照射。考虑到这些缺陷，很多医疗中心选择外科手术或高能射线束放疗作为替代疗法。组织间近距离治疗在 20 世纪 50、60 年代处于衰退状态。

第三节 放射性核素

1934 年人工放射性核素首次由 Curie 报道，并应用粒子加速器生产。直到 20 世纪 40 年代随着核反应堆技术突破，近距离治疗放射性核素的生产才成为可能。1950—1965 年美国发现了 Ra 的替代源。加拿大及英国的 Chalk River 和 Harwell 核反应堆对人工放射性核素在医学中的应用做出了重要贡献。

一、短暂性近距离治疗放射性核素及后装技术

钴-60（^{60}Co）是最早应用于近距离治疗的人工放射性核素之一，通过组织间及腔内管道进行插植。与 Ra 治疗相比，性价比提高，但^{60}Co 对近距离治疗临床效果并没有改善。20 世纪 60 年代^{60}Co 作为^{226}Ra 替代源用于 LDR 针及腔道内治疗。英国 Amersham 及美国 3M 公司在 1960 年开发了铯-137（^{137}Cs）腔内治疗机。20 世纪 70 年代，^{137}Cs 低成本处理技术及放射安全水准使得它迅速应用于 LDR 腔内近距离治疗。

铱-192（^{192}Ir）（半衰期 74.2 天，平均光子能量 0.40MeV）对近距离治疗的发展产生深远影响。^{192}Ir 在 1956 年由 Henschke 研发，用于肺及前列腺肿瘤永久性植入治疗，^{192}Ir 具有较高的中子活化截面和特殊活性。20 世纪 60 年代，^{192}Ir 粒子已经用于短暂性粒子植入，并与后装施源器系统结合[1]。巴黎系统原则首次是在后装铱线源治疗中提出。术中植入有弹性的中空管，后装无放射性假源（用于成像）或放射性条带（用于治疗）可在导管内运行，这样可以避免工作人员暴露。与^{226}Ra 针相比，多样化施源器和活性源长度更容易适应患者解剖结构。这些创新研究为组织间近距离治疗的复兴做出了突出贡献。

近距离治疗另一个创新研究是远程后装技术，这项技术是在施源器中将源从安全屏蔽机械内转移到治疗部位。20 世纪 60 年代 Walstam 和 Henschke 等发明了这项技术（图 1-1）[2]，目的是减少^{137}Cs 和^{226}Ra 源腔内近距离治疗时对个体的暴露。不久，高剂量率（high dose-rate，HDR）近距离治疗机出现，分次治疗只需几分钟。球形^{60}Co 源剂量率 2Gy/min，具有充足的活性，能够在正常组织腔道内插植的施源器导管内运行。通过调节驻留时间，补偿放射性衰变带来的剂量变化。20 世纪 70 年代第一个单步进源远程后装系统诞生，微型高活性^{192}Ir 源焊接在活动驱动导丝端。高活性^{192}Ir 源外径 1.1mm 或更小，从此高剂量率近距离治疗应用于组织间治疗。目前，除了永久性粒子近距离治疗，美国大部分短暂性组织间及腔内治疗均是通过 HDR 技术来实现。

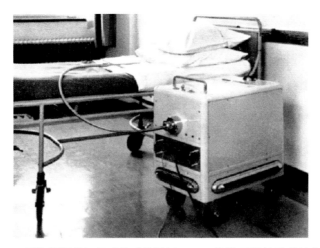

图 1-1　早期单通道远程后装系统图例。**LDR** 源位于柔性导丝的末端，
自动定时器的控制下将源在患者与安全屏蔽装置之间移动。
辐射探测器用来检验源的位置。

二、永久性近距离治疗源及技术

组织间治疗核素应有适当长的半衰期，一般 10 ~ 60 天，发射 20 ~ 40keV 低能特征 X 射线或 γ 射线。20 世纪 60 年代 Donald C Lawrence 发现了第一个可应用的 K 层俘获源：封装在钛管内的碘-125（^{125}I）粒子源（半衰期 59.6 天，平均能量 28keV）。Hilaris 等在 Sloan-Kettering 纪念医院进行临床应用。其后很多肿瘤治疗中运用了^{125}I 粒子源，包括肺癌、前列腺癌、盆腔淋巴结清扫术。1987 年 John Russell 发现了钯-103（^{103}Pd）源（半衰期 17.0 天，平均能量 22 keV）。Lawrence 和 Henschke 发现了^{131}Cs 粒子源（半衰期 9.6 天，平均能量 29keV）。这些低能光子明显降低了照射的危害。8cm 厚的组织能降低危害 10 倍，0.2mm 铅几乎可以屏蔽所有辐射。因此，患者不必因为辐射安全问题而单独隔离治疗。

直肠超声引导（transrectal ultrasound，TRUS）经会阴粒子植入改善了永久性近距离治疗前列腺辐射的安全性，同时减少了手术暴露时间（图 1-2）。John C Blasko[3]为首的西雅图研究所团队对这一技术进一步完善。随访 10 年生存资料表明，近距离治疗不论作为低危患者的单一疗法，还是高危患者与外放疗相结合，均能获得与根治性前列腺癌手术和精确外放疗同等或更佳的生化无进展生存率。一天治疗周期及周围正常组织并发症少使得这种治疗方式呈快速增长趋势。在美国，使用率由 1995 年 5000 例发展到 2002 年 40 000 ~ 60 000 例，对作为标准治疗的根治性前列腺切除术具有很大的挑战。这种趋势引发了低能源剂量学及影像引导近距离治疗技术的重大进步。

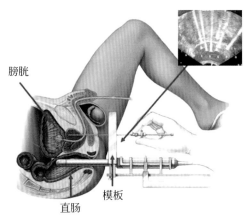

膀胱

模板

直肠

图 1-2　经直肠超声及模板引导前列腺癌植入术图例

第四节　近距离治疗计划系统

20 世纪 50 年代近距离治疗处方剂量常以放射量表示，但以 mg·h 为基础的腔内近距离治疗系统除外。组织间近距离治疗应用主要以 Quimby 或 Manchester 植入系统为基础，这些系统会描述镭针在靶区内的几何分布规则。

临床靶区的制定及植入靶区周围正常组织耐受剂量可以基于解剖学基础进行指定，CT 及其他 3D 成像技术应用更贴近临床。考虑到临床靶区（clinical target volume，CTV）和正常组织覆盖最优的剂量分布，术中影像引导施源器植入使得植入源的位置符合要求成为可能。20 世纪 80 年代，影像引导近距离治疗技术首先应用于立体定向引导颅内植入。在北美，TRUS 引导永久性植入术已经成为前列腺癌近距离治疗的标准方法。2002 年北京大学第三医院王俊杰教授率先将 CT 引导技术全面引入粒子植入治疗领域，极大地提高或者拓展了粒子治疗的空间和适应证，丰富了粒子植入治疗的内涵，大大提高了粒子植入治疗的精度（图 1-3）。2012 年北京大学第三医院与北京航空航天大学合作，实现 CT 模拟定位机与术中治疗计划系统的对接，可实现术中粒子植入治疗的剂量优化（图 1-4）。

远程后装系统及驻留时间权重优化，改善剂量均匀性及肿瘤靶区植入体积全覆盖。目前使用的方法是在 3D 影像学获得靶区及正常组织覆盖基础上，提高驻留权重[4] 及源位置最优化[5]。

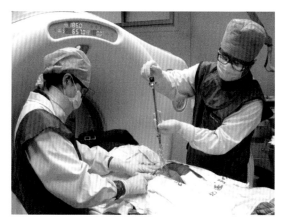

图 1-3　CT 引导放射性[125]I 粒子植入治疗肿瘤

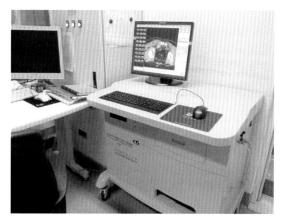

图 1-4　术中治疗计划系统与 CT 模拟机对接

第五节　传统近距离治疗剂量学

一、[226]Ra 剂量学：从阈值红斑剂量到半经验模型

　　早期定量放射源照射野的技术包括 Becquerel 引进的金箔验电器及 Villiard 引进的恒电位电离室。尽管吸收剂量定量早在 1914 年就已经明确，却没有理论涉及吸收剂量或其他辐射场可以通过观测探测器反应推测得到。20 世纪 20 年代引

入了第一个严格可测量场量、放射量的特定技术，自由空气电离室（FAC）。FAC 放射量的标准化为当时外放疗提供了坚实的基础，当时的 X 射线光谱限定在 300kVp。然而，FAC 不能精确测定^{226}Ra 的曝光率，因为很难达到 Ra 高能 γ射线（平均 1.2MeV）次级带电粒子平衡。1941 年 Quimby 指出实验评估^{226}Ra 曝光率常数应以 2 为系数。应用最广泛的生物终点阈值是红斑剂量（TED），即在80% 受试者产生一个几乎检测不到的红斑时的照射量。这项技术重复率可达10%，用来比较 Ra 和超高压线束与校正低能线束的曝光量。

为了计算植入^{226}Ra 源及导管的剂量分布，物理师引入了半经验值剂量计算模型。Quimby 开发了一种数值模拟技术，将针排列成点源的线性排列模式，从而推断出远隔及相邻区域的剂量分布。1923 年出现了更精确的 Sievert 积分法。20 世纪 30 年代，Quimby 和 Manchester 组织间植入系统应用辐射量/（mg·h）表格来计算平面剂量分布。

二、传统近距离放疗时代剂量学

20 世纪 50 年代近距离放疗呈下降趋势，但剂量测量技术等近距离放疗系统建立却日趋成熟。以标准电离室为基础的国际标准为照射量率的计算提供了坚实的基础。

近距离治疗计划系统实现了由基于表格系统到 2D 及 3D 特异性剂量分布的转化。1974 年 NIST（美国国家标准与技术研究院）以^{137}Cs、^{60}Co 源，1980 年以^{192}Ir 源碳壁球电离室为基础建立了相关曝光率标准。

三、传统近距离治疗时代实验剂量测定法

随着镭源临床应用范围的扩大，大量学者致力于通过实验室途径获得更加定量化的镭源剂量分布测定方法。设备包括：铜及铝壁电离室，液体电离室及有机和无机闪烁器。这种测量措施确保了这些人工放射性核素源与^{226}Ra 具有相似的几何学剂量分布。1968 年 Berger 和 Meisberger 提出各向同性点源辐射剂量分布，进一步完善了放射性核素组织内衰减及散射形成因素。早期剂量学研究推荐组织衰减因子及散射因子标准化表格被用于 Sievert 积分剂量计算模型，并在 20 世纪80 年代近距离放疗中起主导作用。自从 1D 路径算法输入参数被假定仅依赖于放射性核素初级能谱及封装材料，任意设计源的单源剂量分布能够不借助于特定源剂量测量得到。最近调查显示，很多情况下这种估计是合理的，比如^{192}Ir。然而，早期研究者们发现，将这种方式延伸到低能^{125}I 粒子近距离治疗源时需要特别注意（图 1-5）[6-8]。

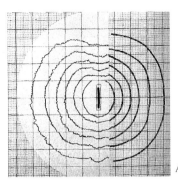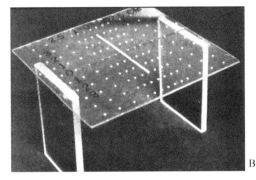

图1-5　同时代早期获得镭源剂量图技术图例

A. 预估等剂量分布曲线与钨酸钙闪烁晶体（3mm×3mm）光学结合光电倍增管相比较。

B. 镭针固定矩阵内放置 TLD-100 晶体的有机玻璃支持物。

第六节　现代计算机剂量学

过去 50 年里，新核素进入临床，计算机技术进步，剂量学取得了长足的发展。

现代近距离放疗剂量学定量计算的发展与低能 ^{125}I 粒子及 ^{103}Pb 粒子临床应用密切相关。虽然半经验剂量计算模型成功应用于镭等，但 28keV 的 ^{125}I 粒子不确定。20 世纪 60 年代实验及估算剂量方法研究增多。表 1-1 列举了绝对剂量率的演变历史。^{125}I 粒子临床应用第一个 10 年剂量学及校准技术没有文件记载，虽然 TG-43 文件提示应用恒定剂量率高达 $\Lambda = 1.7$cGy h^{-1} U^{-1}（$1U = 1\mu Gym^2 h^{-1}$）。Hilaris 等和 Krishnaswamy 首先发表了 ^{125}I 粒子剂量学研究。1975 年纪念医院用碳壁外推电离室距离 30cm 时校准 6702 粒子模型，并在混合假体中用热释光棒测量横轴剂量率。另外，Krishnaswamy 根据 Berger 建立的点源形成数据因素理论，推断出了它的 Λ 预估值。文章包含用热释光探测器（thermoluminescent dosimeter，TLD）进行剂量测定，如表 1-1 所示。1982 年 Ling 发表了关于 6711 粒子模型部分更新的 Λ 估计值理论以及一个由硅二极管测量推断的剂量函数。直到 20 世纪 90 年代后期第一个 TG-43 文件应用之前，这些数据一直被大多数临床医师使用。

表1-1　3M/Amersham ^{125}I 粒子组织间植入源剂量率常数历史演变

研究者	方法	源模型	剂量率常数 [cGy h^{-1}/（μGy $m^2 h^{-1}$）]
Hilaris/Holt，1965	未知	6701	1.7
Hilaris/Holt，1965	TLD	6701	1.38

续表

研究者	方法	源模型	剂量率常数 $[\text{cGy h}^{-1}/(\mu\text{Gy m}^2\text{h}^{-1})]$
Krishnaswamy，1975	分析法	6701	1.04
Williamson，1988	蒙特卡罗	6711	0.909
Ling，1983	分析法	6711	1.04
ICWG，1990	分析法	6711	0.85
TG-43，1995	蒙特卡罗	6711	0.88
AAPM，1999	蒙特卡罗	6711	0.98
TG-43，2004	TLD，蒙特卡罗	6711	0.96

一、现代实验室剂量学及校准方法

NIST 提出^{125}I 粒子基本空气比释动能强度标准是低能粒子近距离治疗的重大进步。这项标准建立在 Ritz FAC 工作基础上，后者目前仍是美国低能 X 射线束空气比释动能的标准。1986 年美国国家癌症研究所资助了一项为期 3 年的多中心研究，对低能粒子剂量学进行明确的审核。利用 TLD-100 芯片及植入在加工固体水模中粉胶囊，建立了系列程序，校准 TLD 及校正 TLD 对低能光子的影响，定量估算水中的绝对剂量率。随后出现了比较完整的^{125}I、^{192}Ir、^{103}Pd 粒子近距离治疗源 2D 剂量分布矩阵。经过不懈努力，用 TLD 进行剂量测定被认为是最可靠、最好的近距离治疗实验方法，研究结果被广泛用于临床。

二、现代剂量计算技术的产生

除 ICWG（Interstitial Collaborative Working Group）外，有研究者研究蒙特卡罗光子传输技术以定量评估单源剂量分布。以源内部准确和详细数学模型为基础，光子径迹可以进而评估吸收剂量。1D 蒙特卡罗系统及其他等效传输途径从 20 世纪 60 年代就已经用于计算介质中核素点源的放射剂量分布，例如：广泛应用的 Berger 点源形成因子以及 Meisberger 组织衰减及散射形成因子。1D 蒙特卡罗计算首先由 Dale 提出并用于^{125}I 粒子剂量计算。然而，直到近年蒙特卡罗系统才被广泛应用于更复杂的几何剂量计算问题。最早 3D 研究运用蒙特卡罗系统评估 Sievert 模型下铂封装^{226}Ra 和^{192}Ir 源的精确性，随后应用到组织间植入^{137}Cs 源

（图 1-6）[8]。Burns 和 Raeside 在一个仿真的 [125] I 粒子几何学模型基础上发表了第一篇蒙特卡罗剂量学研究。

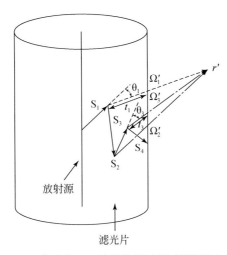

图 1-6　利用蒙特卡罗系统计算通过滤过线源几何剂量点

　　1988 年蒙特卡罗研究理论表明半经验公式剂量计算模型确实对 [125] I 粒子绝对剂量高估了 10% ~ 14%，偏差产生主要原因是射线穿过钛后可产生非穿透性 4.5keV 特征 X 射线（图 1-7）。ICWG TLD 测量与蒙特卡罗为基础的剂量分布相比较显示了高度的一致性。目前，蒙特卡罗模拟是一种被广泛使用和接受的剂量学检测工具。

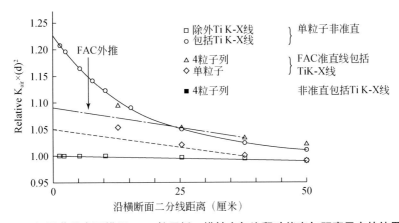

图 1-7　运用蒙特卡罗模拟 6711 粒子板，横轴空气比释动能率与距离平方的结果，显示低能污染 X 射线通过空气衰减校正对 $S_{K,N85}$ 增大作用

三、近距离治疗剂量学现状及未来发展方向

[125]I 粒子 TLD 横轴剂量学不确定性估计为 7.9%（1cm）～9.5%（5cm）不确定因素包括多次 TLD 读数不易重复、相对能量反应校正的不确定性、固态-液态水转换的不确定性。使用最先进的光子截面，以蒙特卡罗系统为基础的相关不确定性为 2.5% 和 5%。使用高能源时，这些不确定性可能更小。[125]I 粒子实际测量值和蒙特卡罗剂量率估计值的相符性如图 1-8 示。

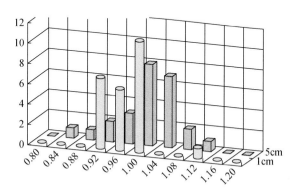

图 1-8　距源 1cm、5cm 的位置蒙特卡罗计算所得及 TLD-100 计算
所得剂量率比值频率分布图

横坐标显示两者比值。纵坐标显示不同比值出现频率

近距离放疗剂量学正在进行的研究包括寻找与 TLD 剂量学相比，具有较低不确定性和较高空间分辨率的实验室剂量学计算方法。建立相对完善的相对剂量学标准，包括单元素硅二极管探测器及塑料闪烁体探测器。聚合物凝胶剂量学在相对剂量学里显示了优势，它能够获得 3D 高分辨率剂量图。辐射显色薄膜剂量学是目前出现的相对和绝对剂量测量最可靠的多维探测系统。

另一个进展是由单源剂量学发展治疗计划的蒙特卡罗剂量计算方法，即：计算以患者植入粒子源实际位置为基础的特征性剂量分布。与传统的单源剂量叠加计算相比，蒙特卡罗剂量计算能解释组织构成的异质性，施源器屏蔽及粒子间的衰减。一项蒙特卡罗研究显示，为解决这些问题，蒙特卡罗模拟法临床应用受限于所需要的长时间计算。最近，加速蒙特卡罗代码已经出现，临床实际植入几何图形单处理器运行时间仅需短短 2 分钟。对于低能源，因组织非均一性，需要考虑光电截面组织密度。

第七节　中国低剂量率近距离治疗发展史

2001 年美国西南肿瘤中心 Gordon L. Grado 教授指导北京大学第三医院完成首例经直肠超声引导会阴部模板辅助放射性^{125}I 粒子治疗前列腺癌（图 1-9），开启了我国放射性粒子治疗内照射技术的全新里程。2002 年北京大学第三医院 CT 引导下粒子植入治疗获得成功。此后，放射性粒子植入治疗在我国开始蓬勃发展（图 1-10 ~ 图 1-12）。

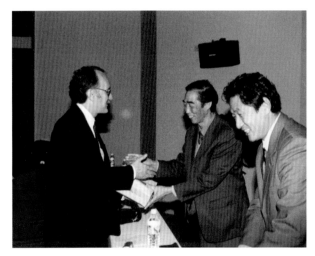

图 1-9　**2001 年美国西南肿瘤中心 Gordon L. Grado 教授指导北京大学**
第三医院完成全国首例经直肠超声引导会阴部平面模板辅助放射性^{125}I 粒子治疗前列腺癌

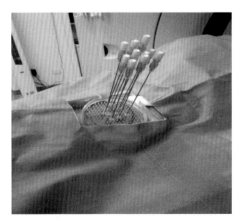

图 1-10　**2003 年天津医科大学柴树德教授发明 CT 引导下**
固定架结合单平面模板指导粒子植入治疗肺癌技术

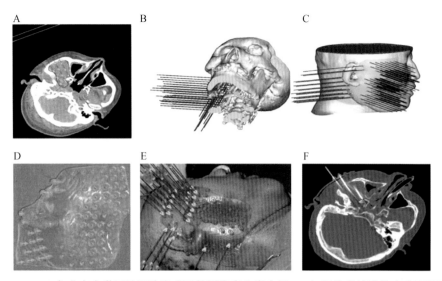

图 1-11　2012 年北京大学口腔医院张建国教授发表文章介绍 3D 打印技术辅助治疗头颈部肿瘤

A. 治疗计划系统（红线所示为穿刺针，黄线所示为^{125}I 粒子）；B. 3D 图像显示如何避开下颌骨及大血管（绿箭头），穿刺针由 2 个方向植入；C. 3D 模板根据头颈部表面皮肤和针道信息设计；D. 腮腺颞下窝、下颌区域的个体化模板；E. 个体化模板引导组织间植入；F. CT 图像显示经个体化模板引导，穿刺针到达预计位置

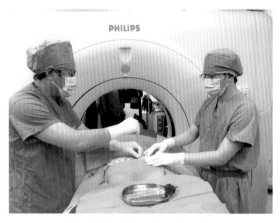

图 1-12　2014 年北京大学第三医院王俊杰教授参与发明 CT 结合 3D 打印数字化模板进行各种头颈部复发癌、肺癌、腹部肿瘤、盆腔肿瘤粒子植入治疗

小结

　　近距离放疗本质来讲是有创性外科手术。影像引导已经被证明与直接外科暴露肿瘤相比，能够明显改善临床效果，至少对前列腺癌近距离放疗如此。过去

50 年另一项重要成果是近距离放疗剂量计算技术的突破，以理想源分布为基础的半经验公式计算辐射量到实际的物理测量，即使对于最低能量的光子辐射源不确定性也低于 5%。近距离放疗的进步是由临床需要、技术水平提高及新概念提出共同激发的结果。

（郭福新　王俊杰）

参考文献

［1］Henschke UK, Hilaris BS, Mahan GD. Afterloading in interstitial and intracavitary radiation therapy. Am J Roentgenol Radium Ther Nucl Med, 1963, 90: 386-395.

［2］Walstam R. Remotely-controlled afterloading radiotherapy apparatus. (A preliminary report). Phys Med Biol, 1962, 7: 225-228.

［3］Holm HH, Juul N, Pedersen JF, et al. Transperineal (125) iodine seed implantation in prostatic cancer guided by transrectal ultrasonography. J Urol, 1983, 130 (2): 283-286.

［4］Lessard E, Hsu IC, Pouliot J. Inverse planning for interstitial gynecologic template brachytherapy: truly anatomy-based planning. Int J Radiat Oncol Biol Phys, 2002, 54 (4): 1243-1251.

［5］Pouliot J, Tremblay D, Roy J, et al. Optimization of permanent ^{125}I prostate implants using fast simulated annealing. Int J Radiat Oncol Biol Phys, 1996, 36 (3): 711-720.

［6］Krishnaswamy V. Dose distribution around an ^{125}I seed source in tissue. Radiology, 1978, 126 (2): 489-491.

［7］Hine G J, Friedman M. Isodose measurements of linear radium sources in air and water by means of an automatic isodose recorder. Am J Roentgenol Radium Ther, 1950, 64 (6): 989-998.

［8］Lin FM, Cameron JR. The radiation distributions around linear radium sources as measured with thermoluminescence dosimetry (TLD). Am J Roentgenol Radium Ther Nucl Med, 1967, 100 (4): 863-869.

［9］Williamson JF, Seminoff T. Template-guided interstitial implants: Cs-137 reusable sources as a substitute for Ir-192. Radiology, 1987, 165 (1): 265-269.

第二章 放射性核素与近距离治疗传送系统

第一节 概　　述

很多放射性核素可作为近距离治疗的放射源，根据需求制成不同大小和形状。近距离治疗不存在一种绝对理想化的放射源。不同的放射源根据辐射类型、辐射能量以及构成的差异，可用于不同领域。用于近距离放射治疗核素应具备以下几个要求：

1. 用于永久性插植的放射性核素必须有几天或更长的半衰期，用于暂时性插植的放射性核素至少应该具有几周的半衰期。对于暂时性插植治疗，放射源的衰减偏差以及对放射源的衰变修正应尽可能小。对于需要储存的放射源，长的半衰期更有利于延长使用寿命。因此，半衰期很短的放射性核素（如数个小时等）不适用于近距离放射治疗。

2. 放射性核素应具有足够的能量，以便满足治疗的需求。但是不易过高，否则会给放射防护带来困难。同时，应该尽可能地去除或屏蔽带电粒子（β 射线除外）。目前，大多数用于近距离治疗的放射源的能量在 0.35~0.66MeV 之间，也有较低能量的放射源。

3. 放射性核素应该处于不可溶解、不可扩散的物理状态。为了防止放射性物质的泄露，一般会被封装起来。

4. 放射源在衰变过程中不应该有气态或液态的子产物生成。

5. 放射性核素应具有高的放射性比活度。

6. 放射源应具有合理的价格，防止因价格过高而导致无法购买。

大部分近距离治疗放射源命名为密封源。因为，此类源将放射性物质封装在密闭容器内（通常是双层壁），最大限度降低其泄露风险。然而，有些放射源即便没有进行封装，泄露风险也是非常小的，如铱源。因此，这类无需密封的放射源又名为固体源。密封源必须进行定期检测，防止放射源泄露[1]。固体源装置必须定期检查，防止被污染。

第二节 放射性核素的生产

用于近距离治疗的放射性核素可以通过中子激发或原子核裂变产生。中子激发也叫 N-γ 反应，该方法是将一稳定的核素置于核反应堆中子场中，此核素的原子核通过捕获中子，变为放射性核素，同时伴随 γ 射线的释放。例如，放射性核素铱-192 就是稳定性核素铱-191 经中子激发而形成的产物：

$$\,_{77}^{191}\mathrm{I}_r+n\rightarrow\,_{77}^{192}\mathrm{I}_r+\gamma$$

利用这种方法，得到的产物是放射性核素与稳定性核素的混合物。该产物的活度取决于中子的注量、能量、中子与核素相互作用的概率、核反应时间以及产物的半衰期。

有些用于近距离治疗的放射性核素是核裂变的产物。在核裂变过程中，大序列数的原子核在分裂的同时会生成具有放射性的新核素。例如铯-137，它是核素铀通过原子核裂变产生的副产物。有关医用的放射性核素制备的方法可以参考 Aird[2] 研究报道。

第三节　近距离治疗常用的放射性核素

常见用于近距离治疗的放射性核素相关属性见表 2-1。

表 2-1　用于近距离治疗的放射性核素的物理特征

放射源	常规使用形式	产生方式	半衰期	射线类型及能量
镭-226	管，针	天然产物	1620 年	2.45MeV，γ 射线（由子产物生成）
铯-137	管，针，后装	核裂变	30.17 年	0.662MeV，γ 射线
钴-60	管，后装	中子激发	5.26 年	1.17MeV，1.33MeV，γ 射线
铱-192	导丝，后装	中子激发	74 天	0.38MeV（平均能量），γ 射线
碘-125	粒子	氙-125 子产物	59.6 天	27.4keV，31.4keV，35.5keV，X 射线
钯-103	粒子	中子激发	17 天	21keV（平均能量），X 射线
金-198	粒子	中子激发	2.7 天	0.412MeV，γ 射线
锶-90	敷贴器	核裂变	28.7 年	2.27MeV，β 射线
钌-106	敷贴器	核裂变	1.02 年	3.54MeV，β 射线

（一）镭-226

早期，镭-226 和其子产物氡-222 是唯一被用于近距离治疗的放射性核素。放射性核素物化性质一般不稳定，经过 α 或 β 衰变，形成稳定的核素。有些放射性核素的产生起始于铀-238，铀-238 经过一系列的衰变后，最终变成铅的稳定核素。镭-226 也类似，经 α 衰变，生成次级产物氡-222。镭-226 半衰期 1620 年。

氡-222 不稳定，会继续衰变，经 β 和 γ 衰变，产生一系列具有放射性的子产物。因此，镭的能量谱较为复杂，最大能量达 2.45MeV。临床治疗中，应用的是镭的硫酸盐。镭盐被封装在管状或针状的双层铂金包壳内，包壳具有密封镭和屏蔽 α、β 射线作用，广泛应用于宫颈癌插植治疗。同时，也用于短程远距离放射治疗。但是，镭放射源存在两点缺陷：①能量过高，需要使用厚的重金属做防护。②封装镭的包壳存在破裂风险，包壳一旦破裂，泄露的镭或 α 射线，将导致严重的组织损伤。因此，英国和其他国家，在临床上已经停止使用镭源。现在临床应用的核素更安全、更便捷。

（二）铯-137

铯-137 是放射性核素铀裂变的产物。铯-137 属于单能 γ 放射源，能量 0.662MeV，半衰期 30.17 年。

$$_{55}^{137}\mathrm{C_s} \rightarrow {}_{56}^{137}\mathrm{B_a} + {}_{-1}^{0}\mathrm{e} + \gamma$$

铯源的制备，是将锶的氧化物和玻璃材料一起煅烧，得到化学性质、热性能稳定及高辐射耐受的活性原料块，再将原料块封装进包壳，制成形状各异的放射源。19 世纪 60 年代，铯-137 的制作工艺愈加简单、容易，到了 19 世纪 70 年代中叶，镭源已被铯源取代。相比于镭，铯的能量低，容易防护，安全系数更高。铯是固态单能 γ 射线源，比镭的稳定性好。即使封装的包壳发生破裂，也不会因 α 射线泄露导致严重的放射性损伤。图 2-1 和图 2-2 分别展示了用于妇科肿瘤插植治疗的铯-137 放射源和用于低剂量率后装技术的球形铯-137 放射源。

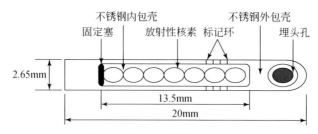

图 2-1　铯-137 插植管示意图

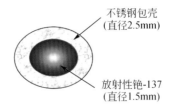

图 2-2　低剂量率后装放射源铯-137 示意图

（三）钴-60

钴-60 是无放射性的稳定金属钴-59 在原子核反应堆中经过强中子激发而产生的放射性核素。

$$^{60}_{27}C_o \rightarrow ^{60}_{28}N_i + ^{0}_{-1}e + \gamma$$

钴-60 属于 β 衰变核素，发射 β 和 γ 射线，γ 射线能量有 1.17MeV 和 1.33MeV 两种。钴-60 半衰期 5.26 年。它与镭核素和铯核素一样，常作为放射源使用。钴-60 的半衰期相对较短，不便于长期使用，因此，主要用于高剂量率后装治疗。钴-60 放射源在外形和尺寸上都与铯源相似，具体如图 2-2 所示。

（四）铱-192

铱-192 是 β 衰变核素，由铱-191 在原子反应堆中经中子轰击而产生的。半衰期 74 天。

$$^{192}_{77}I_r \rightarrow ^{192}_{78}P_t + ^{0}_{-1}e + \gamma$$

当铱-192 刚制备出时，会掺杂有少量的铱-194。铱-194 是由稳定铱-193 经中子激发而产生。铱-194 衰减时间很快，半衰期只有 17 个小时。因此，铱-192 的能谱比较复杂，平均能量为 0.38MeV。放射源铱-192 通常被制成线型或 U 型导丝（图 2-3，图 2-4），用于低剂量率插植治疗。通常放射源的内核是铱铂的合金，外侧包裹着厚约 0.1mm 的铂金包壳，总直径为 0.3 ~ 0.6mm。线型铱源导丝

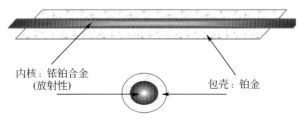

内核：铱铂合金（放射性）　　包壳：铂金

	线型导丝	U型导丝
内核直径：	0.1mm	0.4mm
包壳厚度：	0.1mm	0.1mm
总直径：	0.1mm	0.6mm

图 2-3　铱-192 导丝示意图

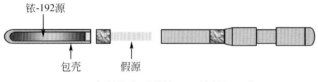

铱-192源

包壳　　假源

图 2-4　高剂量率后装铱-192 放射源示意图

通常被制成长度为 500mm 的线圈，用户可根据需求进行剪裁。U 型铱源有两条长为 60mm 的"腿"和 12mm 的梁。铱-192 具有高比活度，可制成小尺寸的高能放射源，因此适用于高剂量率后装设备。

（五）碘-125

碘-125 是氙-124 在核反应堆中经中子活化而产生的放射性子产物，主要应用于前列腺的近距离放射治疗。

$$^{125}_{54}X_{e(n,\gamma)}\,^{125}_{54}X_e \rightarrow\,^{125}_{53}I +\,^0_{-1}e$$

碘-125 通过电子俘获进行衰变，半衰期 59.6 天。衰变过程可释放 35.5keV 能量的 γ 射线，同时伴随特征 X 射线的释放，能量分别为 27.4keV 和 31.4keV。

$$^{125}_{53}I +\,^0_{-1}e \rightarrow\,^{125}_{52}T_e +\gamma$$

碘-125 的辐射能低，利用半价层为 0.025 毫米的铅，就可以达到很好的放射防护的效果。碘-125 可被制成粒子，用于近距离治疗。不同生产商生产的粒子型号各有不同。图 2-5 显示的是由 Oncura 公司生产的 6702 和 6711 型号的粒子结构。6702 粒子将碘-125 吸附在铁离子交换树脂材料上，但无标记点。6711 粒子将碘-125 吸附在一个银棒上，然后包裹在钛合金包壳内。用银棒作为成像标记点。这两种粒子直径为 0.8mm，长度为 4.5mm。6711 是前列腺粒子植入常规使用的粒子类型。6702 粒子放射性活度较高，可用于暂时性粒子植入。

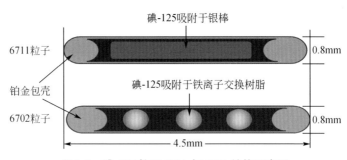

图 2-5　碘-125 粒子 6711 与 6702 结构示意图

（六）钯-103

钯-103 是多种放射衰变的产物，包括强中子激发钯-102 以及铑-103 与氘核/质子的相互作用。钯-103 通过电子俘获产生衰变，半衰期 17 天。

$$^{103}_{46}P_d +\,^0_{-1}e \rightarrow\,^{103}_{45}R_h$$

钯-103 类似碘-125，在衰变过程中会发射 γ 射线与特征性 X 射线，但是，平均能量比碘-125 稍微低些，约为 21keV。钯-103 被封装在粒子中，用于前列腺粒子植入。钯-103 粒子的直径和碘-125 粒子的一致。对于快速增值肿瘤的治疗，有些术者更倾向采用半衰期短、剂量率高的放射源。钯-103 源具有明显的放射生物学优势。但是，此方法并没有得到广泛认可[3]。

（七）金-198

金-198 是无放射性的金-197 在原子核反应堆中被中子轰击产生的放射性物质。金-198 不稳定，经过 β 衰变转变成汞，同时释放 0.412MeV 能量的 γ 射线，半衰期 2.7 天。

$$^{198}_{79}A_u \rightarrow ^{198}_{80}H_g + ^{0}_{-1}e + \gamma$$

经过多年的研制，金-198 被封装在铂合金中制成粒子，用于永久性植入，尤其是治疗头颈部的肿瘤。但是，随着该治疗方法的淘汰，金-198 的生产也逐渐消失。

（八）锶-90

锶-90 是原子核裂变的产物。作为 β 放射源，被用于表浅组织的近距离治疗。锶-90 进一步衰变（半衰期 2.7 天），产生一个电子和子产物钇-90（半衰期：64 小时）。锶-90 衰变成钇-90 的反应是个接近完美的 β 衰变，衰变过程中产生 γ 射线的能量非常小，约为 0.412MeV，通常可以忽略。

$$^{90}_{38}S_r \rightarrow ^{90}_{39}Y + ^{0}_{-1}e$$

锶-90 的能量很低，最大有效能量只有 546keV，无法单独用于近距离放射治疗。但是，子产物钇-90 通过 β 衰变可以释放的最大有效能量为 2.27MeV。因此，锶-90 和钇-90 的混合物具有较高的能量，约为 2.27MeV，半衰期 28.7 年。常被用于表浅组织的近距离治疗，尤其是眼睛。

$$^{90}_{39}Y \rightarrow ^{90}_{40}Z_r + ^{0}_{-1}e$$

锶-90 施源器的制作工艺是将放射源锶和铱的混合物封装进一个银制的扁盒内，制成敷贴器，其侧面和背面用重金属包裹，进行辐射屏蔽，正面用于放射治疗。这种敷贴器可以提供表浅组织所需的治疗剂量，并且能量可在短距离内迅速衰减。因此，不仅能够满足肿瘤区域的治疗剂量，同时可以最大限度地保护正常组织。

（九）钌-106

钌-106 是原子核裂变的产物，通过 β 衰变进一步转变为铑的核素，可释放 3.54MeV 的能量，半衰期 1.02 年。

$$^{106}_{44}R_u \rightarrow ^{106}_{45}R_h + ^{0}_{-1}e$$

与钌-106 相比，锶-90 的能量较高，因此作为浅表组织敷贴器的放射源，大部分已被锶-90 取代。钌-90 敷贴器的制作工艺与锶-90 基本一致。由于钌-90 的剂量率较低，治疗需要几天，所以储源盒上有提供缝合孔，可以将敷贴器固定在治疗部位。按照现有的制作工艺水平，可以根据治疗需求，制作各种形状和尺寸的敷贴器。

（十）其他放射性核素

目前已使用或建议使用的放射性核素，还包括锎-252，磷-32，钐-145，钽-182 和铯-131[2]。

第四节　近距离治疗定义

以下是近距离放射治疗方法和治疗传送系统常用的相关术语：

1. 腔内放射治疗　将近距离治疗施源器和放射源一起插入人体自然腔道内实施照射（如宫腔或阴道）。

2. 组织间插值放射治疗　将插植针或导管直接插入肿瘤靶区组织内通过导入放射源实施照射（如乳房和前列腺）。

3. 管内放射治疗　将近距离治疗施源器和放射源插入人体空腔组织内实施照射（如气管和食管）。

4. 血管内放射治疗　将近距离治疗施源器和放射源插入动脉血管中实施照射。该方法主要是预防冠状动脉和外周大血管的再次狭窄。治疗冠状动脉和外周大血管的方法有所不同。

目前，对于低剂量率、中剂量率和高剂量率的范畴没有给出公认的界定。ICRU[4]，AAPM[5] 及英国放射指南[1] 推荐的范围都有所不同。Flynn[6] 对这部分内容给予了详细讨论。业界认同的分类如下：

低剂量率（LDR）：0.5~1Gy/h。该剂量率的定义源于传统的手动近距离治疗。人们普遍认为低剂量率的剂量不需要进行剂量率的修正（尽管低剂量率的上界仍存在争议）。ICRU 确定的最大上界为 2Gy/h，但多数人认为此范围属于中剂量率。

中剂量率（MDR）：1~12Gy/h。低剂量率与中剂量率没有明确的界限划分。尽管临床仍在使用该剂量率实施治疗，但是在治疗前必须对此范围的剂量率进行校正。目前，用于宫颈癌后装治疗的剂量率大多是 1.5~2 Gy/h。

高剂量率（HDR）：大于 12Gy/h。在实际治疗中，大多数高剂量率治疗机的剂量率远高于这个边界，一般为 2Gy/min。

脉冲剂量率（PDR）：它属于高剂量率范畴。脉冲治疗是在短时间间隔内

（通常是每小时一次）进行多次重复的出束（一般出束持续 5 分钟或 10 分钟）。临床医生更倾向于低剂量率的放射生物效应，因此采用 PDR 的目的是利用高剂量率的机器模拟低剂量率的放射生物效应[7-8]。

第五节　近距离后装治疗原理

直至 19 世纪 60 年代末，近距离放射治疗都是术者采用徒手操作方式将施源器和放射源直接插入患者体内。1905 年罗伯特博士在纽约圣路加医院初次尝试了后装治疗。但仍是手动安装放射源。为了防护需求，只能采用低活度的放射源。"在机后装"或"遥控后装"治疗机通常在计算机控制下由步进器将放射源插入施源器内，然后实施照射。当治疗室能满足要求的防护条件时，可以采用高活度的放射源用于高剂量率治疗。表 2-2 显示了采用不同后装治疗方式，医务人员是否会受到辐射危害。

表 2-2　使用不同后装治疗方式，医务人员受到辐射危害与否

	非后装治疗	手动后装治疗	远程后装治疗
物理师/技师	有	有	无
影像师	有	无	无
医生	有	有	无
X 光成像技师	有	可能有	无
护士	有	有	无
参观人员	有	有	无

第六节　放射治疗传送系统

（一）手动近距离治疗装置

近距离治疗的手动装置系统有用于妇科肿瘤治疗的镭/铯导管及用于粒子植入的插植针。常规使用的剂量学系统有曼彻斯特系统和帕特森-派克准则。目前，这两种手动装置已被后装机取代。

例如碘-125 或钯-103 粒子前列腺手动植入术（非后装）也属于一种永久性插植治疗方法。早期前列腺粒子植入是开放性手术，粒子从耻骨后植入。如今则是利用插植针，经会阴到达前列腺，进行粒子植入、前列腺粒子植入术通过设计每根插植针的进针位置、进针深度和粒子布设方式来实现粒子在前列腺内的三维

分布。

前列腺粒子植入首先要确定粒子布设范围，可以采用层间距 5mm 的超声（目前更多使用的是三维超声）进行成像，获取前列腺的轴向图像。然后，利用粒子装载设备通过插植针将粒子植入前列腺，然后再用超声或 X 摄影成像验证粒子植入后的分布情况。粒子的能量很低，通过适当的屏蔽方法很容易进行防护。即便是植入粒子的患者，对外的辐射危害也非常低。当然，后装技术也可以用于前列腺的插植治疗，该方法将在另一章中进一步详细讨论。眼敷贴器（锶-90，钌-106）也是手动近距离治疗装置的一种，其辐射危害较小，只需要注意防护敷贴器具有活性的一面就可以。

（二）手动后装装置

1. 腔内治疗　用于宫颈治疗的手动后装技术在 19 世纪 60 年代提出后，一直沿用至今。该施源器由一个宫腔管和两个阴道管组成。施源器放置原则与曼彻斯特系统一致。施源器插入完毕后，可利用 X 摄影验证施源器的放置位点。储源器内有低活度的放射性物质铯-137，并由一弹簧片进行包裹，连接到施源器上。为了治疗需求，会制作一系列不同型号的储源器，储源器内可填充不同数量和活度的放射源，以满足曼彻斯特系统所要求的子宫腔和阴道口的剂量分布。治疗开始时，放射源从储源器内伸出，随后插入施源器内，进行治疗。治疗完毕后，医务人员手动将放射源移出施源器。通常每个储源器都会与相应的施源器进行编码，防止放射源进入错误的施源器通道。例如放射源本应进入宫腔管却进入了阴道口管。

2. 组织间插植治疗　另一个常见的手动后装技术是基于铱导丝的组织间插植治疗。组织间插植治疗需要在术前 1～2 周制订治疗计划。术前计划依照处方剂量，计算出放射源的活度和布设位置。

"软管技术"是指将塑料导管（即"外管"）插入所治疗的部位。临床医生按照计划设计将这些软管插入靶区组织中。软管的两端末尾处各有一铅垫用于固定软管，铅垫内侧有一个尼龙球垫片以保持铅垫远离皮肤表面。在植入放射导丝前，通常先将无放射性的标记线置于软管内，通过成像确定软管的插入位置与深度。放射导丝的制备，是按照治疗需要从放射源线圈上截取适当长度的放射源封装进软管中。内管的长度和外管的长度相似但直径稍小。内管有一个密封塞，置于放射导丝的两端，使得放射源始终保持在一个地方，不发生位移。

市售的装载设备可以协助这一过程的完成。在制备放射导丝时，首先将放射性导丝放置在一个屏蔽容器中进行标识。随后通过成像，用镊子将放射性导丝插入外管内，然后用夹子进行固定（图 2-6）。

导丝移除的时间由巴黎系统或基于重建图像的剂量分布结果决定。在移除放射性导线时，有一点至关重要，应该在尼龙球垫和铅垫之间切断外管，以保证放

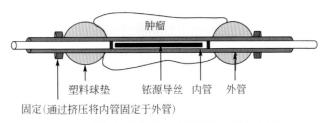

固定（通过挤压将内管固定于外管）

图 2-6　铱源导丝封装示意图及固定垫示意图

射导丝的完整。如果断点离皮肤较近，就有导丝断裂的风险，使放射性物质泄露或残存体内。因此，必须进行辐射监测，将患者体内放射性物质完全清除。在移除放射性导丝前，必须检查辐射探测器，以确保其工作正常。此类不良事件曾有发生[9]。

采用软管技术的缺点是，管内导丝容易弯曲，只能等间距排列。但是，模板或刚针的使用可以避免软管的缺点，特别适合于乳房和会阴组织间插植治疗。对于乳房组织，将一对模板用于每一个插植针的尾端，以便保证每根针处于恰当的间距。在会阴组织，只有一侧可以进入插植针，因此只需用一个厚的模板。一旦模板和插植针放置到位，铱导丝就可以直接插入插植针，实施治疗。因为靶区的几何形状已知，位置相对固定，剂量也是可预测的。所以利用模板插植，通常不需要进行定位成像。移除放射性导丝的首选方法是将插植针套和模板整体移除，以便放射性导丝置于辐射屏蔽条件下，减少不必要的照射。

3. 远程遥控后装机

（1）低/中剂量率后装：低剂量率和中剂量率后装机的原理是相同的，因此放在一起进行讨论。他们唯一的差别是放射源的活度不同。以居里治疗机（CIS制造）为例，它是早期用于宫颈癌治疗的一款远程后装机，现已很少使用。这款治疗机利用软性导源管将铯-137放射源存储在储源器中。

居里治疗机使用的是前装笔形放射源，放射源的配置必须在购买时确定，并且在换源之前，无法改变源的能量。因此严重限制了这款治疗机的应用，但是，可以将多个导源管进行组合，来实现治疗所需的剂量分布。1979 年 Nucletron 制造了 Selectron，尽管该机型已不再生产，如今许多医院仍在使用。该设备主要应用于妇科肿瘤治疗，并且可用三通道和六通道的施源器。每个通道可以单独设定驻留时间。Selectron 的储源器内含有多达 48 个带有包壳的铯-137 放射源（图 2-2）。放射源和包壳的球径长度为 2.5mm。

放射源位置与治疗时间均由计算机系统控制。启动后，先要执行一次假源运行，以检查整个系统是否通畅，假源正常退回后，放射源才自动进入治疗位置，实施照射。Selectron 后装机具备故障保险系统以确保导源管在施源器未连接的情况下不能驱动，并且保证放射源驻留位置偏差在 1mm 以内。该机可以在治疗室外进行控制，以尽量减少对工作人员的辐射量。如果治疗突发中断，导源管将自动返回储源器内。治疗结束后，随着放射源返回储源器，放射源通道被拆除并自动排序。

低剂量率（LDR）和中剂量率（MDR）的后装机除了放射源活度不同以外，其他都相同。LDR 后装机在曼彻斯特系统中参考点 A 处的放射源标称活度为 740MBq（20mCi），剂量率 0.8Gy /1h。MDR 后装机在参考点 A 处的放射源标称活度为 1480MBq（40mCi），剂量率 1.6Gy /1h。

（2）高剂量率后装：19 世纪 60 年代后期，高剂量率后装机开始投入使用。高剂量率放射治疗的优点是治疗时间较短（几分钟而不是几天）。由于治疗是分次实施的，所以总治疗时间不一定缩短。对于宫颈治疗，施源器会与刚性直肠撑开器合并使用，这样直肠受照剂量得到有效减少。

由于高剂量率放射源的辐射能量较高，应该将高剂量率后装机安装在具有辐射防护的治疗室内，并要求配备适当的联锁、警示标志、患者监控设备等。首款高剂量率后装机 Cathetron（TEM 制造）安装在英国[10-11]。该机型和居里治疗机一样，使用的是前装笔形放射源，这对源的配置具有很大的限制。因为放射源一旦安装后，直至 5 年工作寿命终结为止，都无法进行更换。

19 世纪 80 年代新一代基于单个高活度铱-192 源的后装机进入临床。铱-192 的典型活度是 370 ~ 740GBq（10 ~ 20Ci）。正是单源铱-192 的 5E94 用使 HDR 后装机得到了发展。这种单源后装机实现了放射源在施源器内依次步进调节其驻留位置的功能。因此，消除了后装机安装多个放射源和多个通道的要求。此类后装机包括 microSelectron HDR（Nucletron）、瓦里安的 microSelectron PDR，Gammamed 和 Gammamed PDR 和之后的 MDS-Nordion 以及 Varisource（Varian）。这些机型在治疗室外设有计算机控制站，可通过计算机远程控制治疗机。这里我们主要对 microSlectron HDR 进行详细描述，其他类型后装机的操作原理大致相同。

microSlectron HDR 后装机将单个铱源被包裹在一个钨制的导源管内，置于机体前端。胶囊形的放射源通过激光焊接到一长的驱动电缆上。驱动电缆与步进器相连。导源管包括检测电缆组件，它与放射源电缆的外观一致（但没有放射性），被连在一个独立的步进器上。当步进器转动时，放射源或电缆进入治疗通道，放射源的定位精度为 ±1mm。放射源在每个治疗通道内的驻留点最多有 48 个，两驻留点的间距为 2.5mm、5mm 或 10mm，因此最大治疗长度是 470mm。放射源在每个驻留点的照射时间是可变的。理论上，每个驻留点的照射时间可以不同。后装机的正面是分度器，是放射源的输出端口，上面标有一系列标数字，可与传输管和施源器连接。

microSelectron 后装机有 18 个这样的输出端口，其他型号的机器可能会有不同。这意味着 microSelectron 后装机可以同时连接 18 个施源器，当治疗开始时，假源被启动，进入第一通道以检查其连通性是否良好。若到达通道末端，后装机将记录最大的驻留长度。假源退出，随后放射源被驱动进入第一通道中，根据设置的驻留位点和驻留时间实施照射。接着，放射源缩回储源器中，分度器步进一个位点。然后假源和放射源分次进入下一个通道。按照程序要求，直到所有通道及驻留点都完成照射为止，放射治疗结束。

与铯/钴放射源通道的老式机相比，步进放射源后装机有两个主要优势。第一，铱-192 放射源具有高的比活度。因此，施源器的直径较小。例如，典型的放射源直径是 0.5mm，施源器外径只有 2mm。这意味着这种施源器既轻薄又灵活，因此可用于其他后装机不方便治疗的人体部位，例如支气管和胆管。第二，可通过调节放射源驻留位点和驻留时间，实现复杂的剂量分布。

治疗计划需要应用专门的计划系统去设计、计算这些复杂的剂量。现在一些后装机可以将治疗设备的操作系统和计划设计系统整合到一台计算机上，治疗计划通过网络自动传入治疗设备，来降低数据传输错误的风险。

（3）脉冲剂量率后装：脉冲剂量率后装机的设计原理与 HDR 后装机类似。主要不同之处在于操作软件和治疗计划设计软件。脉冲剂量率后装机的操作软件可以通过程序调节治疗脉冲的持续时间，间隔时间和总治疗时间 。通常铱-192 源的活度小于高剂量率的放射源（37GBq），应该尽量避免驻留时间过短，否则计时精度会降低。

第七节　远程遥控后装的应用

一、腔内治疗

早期的后装机多数是专用于子宫颈治疗的。施源器的设计以曼彻斯特系统[12]或 flecter 系统为原则，由一个宫腔管和两个阴道管构成（图 2-7）。高剂量率后装机的施源器通常安装刚性直肠撑开器，这样不仅缩短治疗时间，也能有效减少直肠受照剂量。子宫颈施源器是由塑料或非金属材料制作的，可以进行 CT 或 MRI 成像。正是因为施源器的这种特殊设计，使得成像质量得到提高，放射源的驻留位点和驻留时间得到灵活控制，治疗计划得到实时优化，才使标准化治疗得以安全、有效地实施。现在，这种施源器也可以用于子宫内膜癌后装治疗。

二、组织间插植放射治疗

微型放射源研制成功使远程遥控后装插植放射治疗得以实现。例如 microSelectron 低剂量率后装机。microSelectron 低剂量率后装机使用的是铱或铯放射源。若将低剂量率改为高剂量率，需要考虑修正剂量和分次模式。微型放射源具有尺寸小，驻留时间灵活，输出通道多的特性，非常适合于插植针或软管进行插植治疗。施源器的设计与传统手动治疗模式相似（在固定软管或插植针的地方实施治疗）。连接器将插植针或软管连接到传输管中，使放射源可以依次传送至插植针或软管内，根据治疗计划的要求在驻留位点上停留相应的时间。具备一定条件的医院可以实施术中治疗，在手术实施过程中将施源器插入肿瘤组织后，随即连接到后装机上，便可实施治疗。

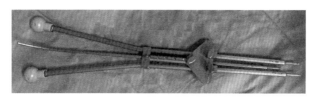

图 2-7　高剂量率后装施源器

三、管内放射治疗

　　Selectron LDR[13] 后装机可应用于食管癌的治疗。但是，这种治疗机的放射源和施源器尺寸较大，不能用于人体其他部位的治疗。若采用步进源治疗机，施源器插入支气管[14]、胆道[15] 及大直径动脉血管（如股动脉）[16] 会相对容易些。用于管内放射治疗的施源器，直径为 2mm，长度可达 1500mm（图 2-8）。因此，它们可以通过合适的内镜插入人体管腔内。管内放射治疗方法随着治疗部位的不同会有所改变，但是治疗长度和位置可以通过对设置有标记点的施源器拍摄 X 线片得到。

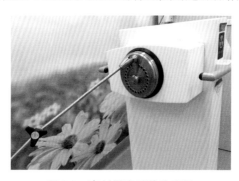

图 2-8　高剂量率后装治疗机

四、表面施源器

　　表面施源器是一种个体化定制的设备。它可以确保放射源或放射源阵列间隔一定距离，贴附在患者身体上。通常表面施源器与病灶的间距为 5~20mm。这种装置主要用于皮肤病灶的治疗，也可用于口腔和阴道。

表面施源器早期采用的是镭-226 放射源，后期有用氡-222、金-198、铯-137 和铱-192 等。在放射源活度和照射范围已知的条件下，可以利用剂量计算系统如帕特森-帕克准则，计算出给定处方剂量的实际受照剂量。由于放射源的分布是离散的，而且源数量受限，所以会导致靶区剂量分布不均。若实际剂量较处方剂量的偏差小于 10%，剂量结果在可接受范围内。

表面施源器在早期近距离治疗中起重要作用，但是该装置常需要使用大量放射性物质，而且在放射源制备、治疗实施及移出过程中存在较高的辐射风险，因此这种装置的使用日益减少，逐渐被 X 射线或电子线所代替。后装技术的出现使表面施源器的治疗效果得到重新的认识。Joslin 和 Flynn[17] 报道，最近许多术者将后装技术与表面施源器联合使用进行放射治疗。之后这种治疗方法被 microSelectron 后装设备所采用，并且多用于高剂量率[18]和脉冲剂量率[19]的后装治疗。

五、低剂量率粒子植入治疗

经会阴低剂量率永久性粒子植入已成为前列腺癌治疗的常规方法。尽管钯-103 和铯-131 也被用于肿瘤治疗，但碘-125 是最常用的放射性核素。粒子植入过程必须实施经直肠超声图像引导。粒子植入前，通过成像预先获取靶区体积，用于治疗计划的设计。这一步骤可以在预订手术期前实施也可以在术中粒子植入前实施。粒子植入可以采用单颗粒子实施个体化治疗（例如可使用图 2-9 显示的粒子枪植入粒子），也可以使用粒子链植入（图 2-10）。粒子植入的间距为 1mm。如果使用粒子链，在粒子植入前，可依据所需的粒子数量裁剪粒子链，随即将裁剪好的粒子链装载进插植针中实施治疗。或者，可以根据术者需求，厂商提前剪

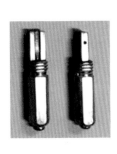
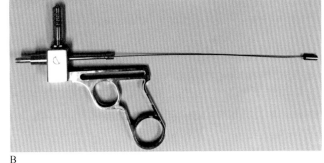

A　　　　　　　B

图 2-9　粒子植入枪与撞针

A. 碘-125 粒子弹夹；B. 粒子枪

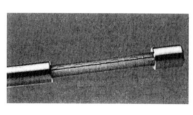
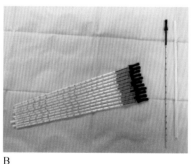

A　　　　　　　　　　B

图 2-10　粒子链和植入针

A. 碘-125 粒子链；B. 粒子插植针

裁和装载粒子链，方便术者使用。有些粒子植入治疗可采用多种粒子布设方法。例如对于腮腺癌患者，可在靶区中心区域植入单颗粒子，在靶区边缘布设粒子链，实现最佳剂量分布。目前利用现代加工技术，粒子在超声和 CT 成像下，可获取高质量的图像，有效提高了粒子植入精准度。

（李　君　王俊杰）

参考文献

[1] Roberts PA. Medical and dental guidance notes. York：IPEM，2002.

[2] Aird E. Sources in brachytherapy // Joslin C，Flynn A，Hall E. Principles and practice of brachytherapy：using afterloading systems. London：Arnold，2001.

[3] Pedley ID. Transperineal interstitial permanent prostate brachytherapy for carcinoma of the prostate. Surg Oncol，2002，2：5-34.

[4] International Commission on Radiological Protection. Dose and Volume Specification for Reporting Intracavitary Therapy in Gynaecology. ICRU Report 38. Bethesda：International Commission on Radiation Units and Measurements，1985.

[5] American Association of Physicists in Medicine. Remote afterloading technology（AAPM 41）. New York：American Institute of Physics，1993.

[6] Flynn A. Afterloading systems // Joslin C，Flynn A，Hall E. Principles and practice of brachytherapy：using afterloading systems. London：Arnold，2001.

[7] Brenner DJ，Hall EJ. Conditions for the equivalence of continuous to pulsed low dose rate brachy-therapy. Int J Radiat Oncol Biol Phys，1991，20：181-190.

[8] Fowler JF，Mount M. Pulsed brachytherapy：the conditions for no significant loss of therapeutic ratio compared with traditional low dose rate brachytherapy. Int J Radiat Oncol Biol Phys，1992，23：661-669.

[9] Arnott SJ，Law J，Ash D，et al. Problem associated with iridium-192 implants. Clin Radiol，

36：283-285.

［10］O'Connell D, Joslin CA, Howard N, et al. The treatment of uterine carcinoma using the Cathetron. Br J Radiol, 1967, 40：882-889.

［11］Khoury GG, Bulman AS, Joslin CA. Long term results of Cathetron high dose rate intracavitary radiotherapy in the treatment of carcinoma of the cervix. Br J Radiol, 1991, 64：1036-1043.

［12］Wilkinson JM, Moore CJ, Notley HM, et al. The use of Selectron afterloading equipment to simulate and extend the Manchester system for intracavitary therapy of the cervix uteri. Br J Radiol, 1983, 56：404-414.

［13］Rowland CG, Pagliero KM. Intracavitary irradiation in palliation of carcinoma of oesophagus and cardia. Lancet, 1985, 2 (2)：981-983.

［14］Gollins SW, Burt PA, Barber PV. High dose rate intraluminal radiotherapy for carcinoma of the bronchus：outcome of treatment of 406 patients. Radiother Oncol, 1994, 33 (1)：31-40.

［15］Montemaggi P, Costamagna G, Dobelbower RR, et al. Intraluminal brachytherapy in the treatment of pancreas and bile duct carcinoma. Int J Radiat Oncol Biol Phys, 1995, 32 (2)：437-443.

［16］Waksman R, Laird JR, Jurkovitz CT, et al. Intravascular radiation therapy after balloon angioplasty of narrowed femoropopliteal arteries to prevent restenosis：results of the PARIS feasibility clinical trial. J Vasc Interv Radiol, 2001, 12 (8)：915-921.

［17］Joslin C, Flynn A. Treatment of skin tumours // Joslin C, Flynn A, Hall E. Principles and practice of brachytherapy：using afterloading systems. London：Arnold, 2001.

［18］Svoboda VHJ, Kovarik J, Morris F. High dose-rate microselectron molds in the treatment of skin tumours. Int J Radiat Oncol Biol Phys, 1995, 31 (4)：967-972.

［19］Harms W, Krempien R, Hensley FW. Results of chest wall re-irradiation using pulsed-dose-rate (PDR) brachytherapy molds for breast cancer local recurrences. Int J Radiat Oncol Biol Phys, 2001, 49 (1)：205-210.

第三章　近距离治疗剂量学设计原则与实践

第一节　概　　述

在近距离治疗过程中，肿瘤靶剂量分布是不均匀的。每个放射源周围会有高剂量区，且产生的剂量梯度非常陡峭。在过去的几十年中，我们采用一些系统来计算近距离治疗剂量，同时，通过放射源分布的间距和几何形状来阐述剂量计算应如何进行。现代近距离治疗主要是基于两大系统：曼彻斯特系统[1]和巴黎系统[2]。为了正确地应用某一种剂量学系统，放射源必须要根据系统的说明分布，剂量计算和处方剂量说明方法也必须要与该系统一致。由于计算机计划系统采用优化计算技术获得了较好的剂量分布，曼彻斯特系统和巴黎系统之间的严格差异难以体现出来。如果采用混合技术，那么，当制作计划和治疗报告时一定要慎重，以保证计划之间的差异仍然是有效的、合理的。

曼彻斯特和巴黎系统均采用经典剂量公式用于人工剂量计算，同时这两大系统也适用于计算机剂量计算。1995 年，美国医学物理师协会（American Association of Physicists in Medicine，AAPM）出版了 TG-43 报告[3]，并于 2004 年更新（TG-43 U1）[4]。起初，新的计算公式主要用于计算碘和钯粒子植入治疗，现在 TG-43 U1 公式被整合在许多软件包里，用于计算各种不同的放射源，包括后装治疗设备应用的放射源。

在实践中，我们该怎么应用这些计算公式呢？人工（非计算机）计算通常需要已经计算好的数据表或图来辅助实施[1-2]。经典的计算机计算方法采用已经计算好的某种特殊类型导管周围的剂量点阵列，或者是将放射源分割为大量的点源，多次重复点源计算。现在，大部分的计算都通过专业的、基于 TG-43 U1 公式的治疗计划系统进行，个别患者计划需要独立的人工"审核"。大部分的治疗计划系统都可以输出放射源位置的相关数据，从而能够验证特殊点的剂量。

第二节　曼彻斯特系统

20 世纪 20 年代首次提出应用镭-226 线源进行妇科腔内治疗。20 世纪 30 年代，曼彻斯特系统发展成形，并于 1938 年发行以改进先前的技术。曼彻斯特系统阐述了标准的近距离治疗方法，定义了处方剂量参考点的位置，同时，也定义了源强以给予参考点可预期的、基本不变的剂量率照射。曼彻斯特系统的目的在于提高治疗剂量规范，与以前的系统相比，更加科学、严谨。虽然这一系统是专为镭线源设计的，但该系统同样适用于自 20 世纪 70 年代开始广泛应用的铯-137线源。该系统形成了妇科后装治疗技术的基础。

最初的曼彻斯特施源器应用一个宫腔管施源器（长度 20mm、40mm、60mm不等）和两个阴道施源器（卵圆体直径 20mm、25mm、30mm 不等，总长度30mm）。宫腔管的长度和卵圆体的大小根据患者来选择，之后整个施源器用不透射线的填充物紧密填充以防止施源器移动。标准放射源给予定义参考点（A 点）的剂量率为 54.5～55.3cGy/h。阴道内放射源贡献的剂量率不应超过 A 点总剂量的 1/3。应用这一系统计算时，假定施源器是完全插入且完全对称的。

A 点和 B 点的原始定义是厘米级别的，如下所述。

A 点最初定义为宫腔管旁 2cm 与阴道侧穹窿上 2cm 的交汇点。当治疗宫颈癌时，A 点代表是大体恶性肿瘤组织受到的最小照射剂量。另一个参考点 B 用于评估盆壁的受照剂量。B 点位于患者中线的旁开 5cm 处，与 A 点在同一水平。当首次采用该系统时，这种计算方式用于理想插植，并没有为患者进行个体化计算。

为了适应技术的变化，很多用户重新诠释了曼彻斯特系统的定义。当把这种计算方式用于患者个体化计算时，插植的几何形状往往不理想，不是不对称就是不在中线上。最常见的解释是有两个 A 点和 B 点分别在患者的左右。同时，对 A 点的定义也进行了修改，阴道黏膜假定在宫颈水平，这就意味着这两个 A 点在宫腔管末端向上 2cm 的水平线与平行于宫腔管旁开 2cm 的水平线的交点处。

为了对比不同治疗中心治疗患者的疗效，ICRU 38 号报告细化了参数，要求包括参考点的位置、参考点接受的照射剂量、靶区、直肠、膀胱点，以及周围组织的受照剂量[5]。自 GEC ESTRO 推荐发行以来，妇科近距离治疗报告彻底改变了[6]。

一、曼彻斯特系统用于后装系统

通常，妇科后装系统是根据曼彻斯特系统设计的，比如，弗莱彻施源器的设计整合了宫腔管和两个卵圆体施源器的想法。同时，妇科后装系统也介绍了新施源器系统，比如宫腔管和阴道环系统，在该系统中阴道环被模拟成卵圆体。现在可通过腔内和插植进行妇科治疗。妇科施源器可以固定在一个刚性几何结构中，这样就能解决不能固定的导管和卵圆体而导致的不对称问题。

后装机源的加载或步进系统源配置可模仿曼彻斯特源的加载方式。由于宫腔管相对子宫的位置是明确的，所以宫腔管仍可用于定义 A 点和 B 点。采用环形施源器，因为没有凸缘可勾画宫颈底部，可能需要调整。在这种情况下，A 点位置在环表面向上 2cm 与宫颈管旁开 2cm 的交界处。

在过去的 10 年中，计算机软件有了相当大的进步，可利用剂量-体积直方图（dose-volume histogram，DVH）和影像融合技术来优化和评估三维剂量分布。现在，许多施源器可兼容 CT 和 MRI，这样就可以重新考虑如何计划和评估肿瘤治疗了，不再需要完全坚持曼彻斯特系统和标准治疗。每次近距离治疗均可为患者制订满足剂量要求的个体化计划。

基于三维影像的宫颈癌近距离治疗计划标准已发表并在 GEC ESTRO 推荐中得到细化[6]。英国皇家学院也已经出版了后装治疗指南[7]。他们建议如下：

1. 可兼容 CT/MRI 的施源器

2. CT/MRI 成像和融合

3. 用 MRI 定义如下靶区

（1）GTV_B：近距离治疗时肉眼可见肿瘤

（2）高危临床靶区（high-risk clinical target volume，HRCTV）：包括 GTV_B+全宫颈+宫颈肿瘤外扩

（3）中危临床靶区（intermediate clinical target volume，IRCTV）：根据诊断时肉眼可见肿瘤。

4. 需要勾画危及器官（organs at risk，OAR）：膀胱、直肠、乙状结肠和小肠。

下文的报告指南是专为影像引导妇科近距离治疗推荐的，但应用 DVH 联合靶区和 OAR 生物学特性的观念也适用于报告其他类型的近距离治疗。

1. 推荐单次 2Gy 等效剂量（equivalent dose in 2Gy fractions，EQD2）和物理剂量的概念。

2. 90% 和 100% HRCTV 的最小受照剂量分别为 D_{90} 和 D_{100}。接受 100% 处方剂量照射的靶体积也是一个有用的参数。

3. 2cc*（2cm³）和 0.1cc（0.1cm³）OAR 的最小受照剂量分别为 D_{2cc} 和 $D_{0.1cc}$。

4. 总参考空气比释动能（total reference air kerma，TRAK），A 点剂量，ICRU 直肠、膀胱参考点和处方时间，剂量分割方式都应该报告。

在实践中，A 点处方可能仍然是适用的，但是优化治疗的可能性和等剂量线的适形性可以保证更好地覆盖肿瘤体积和降低 OAR 受照剂量。同时，基于 MRI 的近距离治疗可提高放疗剂量，从而在不增加毒性的情况下，有望提高肿瘤的局部控制。维也纳协作组[8]发表了局部进展期宫颈癌 MRI 引导的近距离治疗临床结果。

---

* 1cc=1cm³；为与国内外文献及临床实践一致，本书放疗剂量体积单位采用 cc。

二、曼彻斯特插植系统

组织间插植曼彻斯特剂量学系统是基于镭源设计的[1]，它由一系列的剂量莫诺图和放射源分布规则组成。剂量莫诺图可计算需要的镭源数量，通过放射源分布规则来确定放射性物质如何排布。剂量莫诺图考虑了镭源的量（以 mg 为单位）和给予治疗表面 1000 伦琴需要的时间（以小时为单位）。

著名的 Paterson-Parker 规则规定了平面模板、三明治模板、圆柱体模板、平面插植、体积插植规则。平面插植规则是模板规则的简化版本。

（一）平面插植

单平面插植，以距离辐射平面 5mm 为参考剂量平面。插植平面被分为周边和中央区域。按照上述分区的比例，放射源应尽可能均匀地分布在这些区域中。放射源之间的距离不应超过 10mm。平面插植放射源的分布规则详见表 3-1。

表 3-1　平面插植放射源的分布规则

插植面积	周边比例	中央比例
<25cm^2	2/3	1/3
25 ~ 100cm^2	1/2	1/2
>100cm^2	1/3	2/3

平面插植最常见布局是穿刺针单排平行设置，穿刺针末端在适当的角度"交叉"。如果末端"不交叉"，那么当从剂量莫诺图中读取末端不交叉的数据时，将会从中央区域扣除 10% 的剂量。对于双平面插植，这两个平面应该互相平行，这两个平面的覆盖中央区域用于剂量表的读取。平面之间的总活度应该按比例分配。根据分离区，两个平面之间的剂量将会低 10% ~ 30%。应用后装穿刺针或导管的组织间插植可以选择导管内的驻留时间。剂量分布的结果可能采用导管末端较高的驻留权重，从而可模拟 Paterson-Parker 规则规定的剂量分布。

（二）体积插植

对于体积插植，植入的体积被分为"外皮"和"核心"。从剂量表确定的内容分为了八个部分，分布规则见表 3-2。在每个表面和体积内，放射源之间的距离应尽可能均匀，穿刺针之间的距离为 10 ~ 15mm。当体积尺寸不等时，需要校准"延长部分"。需要校准穿刺针末端不交叉（每个穿刺针末端不交叉，剂量下降 7.5%）。当采用粒子或后装植入时，可产生相似的剂量分布，植入周边比中央区域植入的粒子多或驻留时间长。

表 3-2　体积插植放射源分布规则

圆柱形	外皮的中间部分 4 部分	核心 2 部分	每个末端 1 部分
球形	壳 6 部分	核心 2 部分	
立方体	每个边 1 部分	核心 2 部分	每个末端 1 部分

第三节　巴黎系统

巴黎系统用于确定铱-192 线状放射源周围的剂量分布[2]。巴黎系统是插植规则，规定了如何进行剂量计算。该系统的目的是使低剂量率（通常处方剂量参考点的剂量率为 0.5Gy/h）治疗和报告标准化。巴黎系统同样适用于计算机驱动的后装系统剂量的计算，比如高剂量率微型铱-192 源后装设备，源的排布规则在实现剂量良好的均匀分布方面仍然有效。

一、巴黎系统的基本原则

有活度的源应该是相互平行的直线源。不同于曼彻斯特系统，在巴黎系统中不采用植入源末端的交叉源。放射源应以一个规则的几何形状放置，且彼此之间的距离相等。根据放射源数量、活度和植入的形状不同，间距可能为 5 ~ 20mm 不等。如果放射源之间的距离不到 5mm，那么将放射源以精确规则的方式植入将很困难，因此剂量就会不均匀，如果间距超过 20mm，那么每个放射源周围的高剂量体积会很大，从而导致更高的坏死风险。

在横截面上，放射源有 1 ~ 3 种几何排列方式。最简单的是单平面插植，放射性线源规则放置。在这种情况下，单平面插植可稍微修正为曲面插植，比如胸壁，或穿刺针/导管排列成圆形，比如需要进行肛缘治疗时。为了治疗较厚的肿瘤，需要多平面插植，此时可以是三角形的插植模式，这种方式非常适用于治疗乳腺癌或在脸颊或唇部较厚的肿瘤，也可以是长方形或正方形的插植模式。长方形模式的施源器用发夹植入舌，发夹腿的位置就定义了两个不同的平面。

二、巴黎系统计算

剂量测定是在中央平面上计算的。中央平面定义为垂直于源中线的平面（图

3-1）。对于长度不等的铱-192 线源植入，中央平面应尽可能放置到接近线源平均长度的位置，在此处线源贡献的剂量率将会是最大的。对于发夹植入，中央平面应在发夹腿下的中间位置。

巴黎系统规定中央平面必须始终放置在线源的中垂线上。在临床实践中，中央平面的选择需要一定的临床经验。如果中央平面不垂直于线源的方向，那么线源将会与真实情况不同，植入时剂量率的计算也将被低估。现代计算机系统实现了在三维方向上旋转重建的插植影像，从而可以容易地看到插植情况和选择计算平面。

对于较大的曲面部位的插植，比如口底治疗，中央平面的放置可能更加主观。为了保证治疗体积接受的照射剂量能够得到正确的计算，剂量计算时应该与医生讨论。可能将插植体积分为若干个部分，然后计算一系列相应的剂量点。

（一）基本剂量点

基本剂量点定义在中央平面上，位于线源之间的最小剂量率的位置。所有基点剂量率均值用于计算插植整体的基点剂量率。另外，可定义几何基本点。对于一个单平面，最小剂量在每个成对的线源的中间位置。对于按三角形排列的线源，在每个三角形的重心计算基本点剂量率，对于按方形排列的线源，在每个正方形的中心计算基本点剂量率（图 3-1）。

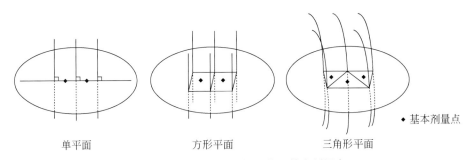

単平面　　　　　　方形平面　　　　　　三角形平面

◆ 基本剂量点

图 3-1　巴黎插植的几何形状和基本剂量点

（二）参考剂量率

插植的参考剂量率定义为基点剂量率均值的 85%。选择这一值是为了在陡峭的剂量梯度之间给出一个可以接受的折中值，同时保证合理的靶区覆盖。因此，治疗靶区定义为 85% 参考等剂量线包绕的体积。

当应用巴黎系统时，只要求中央平面上的剂量点，但是现代计划系统可以计算多平面上的剂量和等剂量线。尽管中央平面用于定义治疗时间，这对于其他平面计算的实施并突出热点和冷点区域、适当的特殊点剂量计算，或等剂量分布，给出更全面的治疗影像，可能都是有益的。当应用正交射野重建片进行计算时，由于在计算过程中无法显示软组织，也没有 DVH 产生，这一点可能需要注意。

（三）治疗体积覆盖的范围

由于等剂量线会被"拉入"线源之间，因此有必要允许额外的靶区覆盖，以得到足够的治疗边界。比较恰当的关系是治疗体积的长度约为源长度的 0.65 倍，治疗体积的长度与线源间隔也有一定的关系，比较短的线源与线源之间的间隔关系相对更小。另一种说法是对于某一靶区长度，在每个放射源末端，放射源应该比靶区长 20%～30%（图 3-2A）。

对于单平面插植，治疗体积的厚度取决于放射源的间隔，根据线源数量和间隔的不同，治疗体积的厚度为线源间隔的 50%～60%。对于双平面三角形插植，治疗体积的厚度是线源间隔的 1.2 倍，对于正方形插植，此厚度是线源间隔的 1.5 倍。依据放射源的间隔不同，治疗横向边界也是不一样的，但最好是以图解的形式审视，同时治疗体积的横向边界也依赖于线源间隔和排布的几何形状（图 3-2B ~ D）。

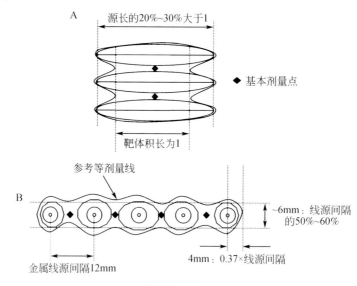

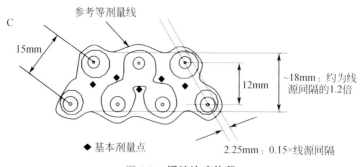

图 3-2　插植治疗体积

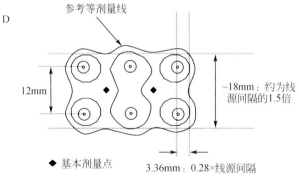

图 3-2（续）　**插植治疗体积**

A. 巴黎插植治疗体积的长度；B. 单平面插植治疗体积边界范围；
C. 三角形插植治疗体积边界范围；D. 方形插植治疗体积边界范围

（四）计算

如果线源为固定的几何形状，比如在一个刚性塑料工具针内，那么剂量计算就相对简单，巴黎系统可以很容易地应用。如果放射源在患者皮肤单平面内，那么放射源之间的间隔可以直接测量，但是通常情况下，可以通过正交片或 CT 扫描重建插植体积进行剂量计算。正确定义每个线源必须要谨慎。一旦取得一个几何重建影像，就可以用此重建影像进行计算机剂量学计算或基于剂量率图的手工计算。如果采用手工计算，剂量率是以线源强度（AKR 1μGy h^{-1} mm^{-1} m^{-2}）为单位存在的，计算时一定要注意校正实际应用的线源强度。

现代计算机系统可能已经考虑了插植所用铱源的衰减，并给出了初始参考剂量率。如果没有，那么必须校准源的衰减。巴黎文献有一个根据治疗时间考虑小时的校准表，另一种计算线源强度的方式是在插植中间的一天计算。

ICRU 58 号报告（1997）[9]建议在描述组织间插植时给出达成的共识。各个治疗中心应详述报告这种插植技术的细节，以便对比不同插植技术和临床疗效。在某种程度上，组织间治疗的报告现在也遵照 GEC ESTRO 指南[6]；然而，必须注意到，危及器官的剂量限制可能不能应用。

三、巴黎系统和曼彻斯特系统的对比

曼彻斯特系统规定靶区剂量达到处方剂量的 110%，而巴黎系统是基于 85% 等剂量线的。对于曼彻斯特系统，有多个放射源，且放射源之间的距离较近，但在实际应用时，这就意味着巴黎系统插植的高剂量区体积较大。对于曼彻斯特系统，放射源局限在肿瘤体积内；由于巴黎系统采用不交叉的放射源，因此放射源会穿过肿瘤体积到达正常组织。曼彻斯特系统的一大缺点是规定非常严格，任何与相关规定的偏离都会导致不好的剂量分布，而巴黎系统更加灵活，可用于插植差的剂量计算。在这两种系统中，应用固定模板都会保证较高质量的插植。

四、优化

（一）优化目标

使用步进源型后装治疗机进行放射治疗，可以通过改变驻留时间和驻留位置来调整和改进剂量分布，尽量将指定的剂量参考点处的剂量保持在处方剂量附近；另外，在后装治疗源的插植过程中要尽量保证剂量的各向同性。这些措施可以保证正常器官的受量较少。

在参考文献［10］和［11］中完整涉及了各种优化计算的方法。这些方法通过调节后装源的驻留时间和驻留位置，给予靶区指定的处方剂量，同时保持正常器官的受量在限制范围内。因为根据数学方法优化出来的结果往往不是临床要求的最佳结果，因此，驻留点的位置和驻留时间可以通过手动设置进行小幅度的调整。随着优化软件包的改进，软件包的使用越来越依赖于靶区和危及器官的清楚勾画。制作计划的时间发生改变——器官勾画占用了大部分时间，因而计划系统计算的速度得到了显著增加。插植计划的设计越来越成为一个富有经验的多学科团队协作的工作，需要临床医生和物理技术的共同合作才能达到要求的目标。

（二）优化技术

1. 平面插植　对于平面插植，剂量点放置在导源管周围指定的距离处。优化程序计算驻留点位置和相关的驻留时间，使得处方剂量线穿过这些剂量点。这种计算方法适用于单导源管，双导源管和单平面插植，即使需要针对靶区进行优化，这些初始剂量点的计算可能也是有用的起始点。例如，对于单线治疗如食管肿瘤，如果步进源的所有驻留时间是相同的，沿着长轴的参考剂量形成的形状就是中间宽大，两端细小。如果需要圆柱形治疗，通过减少中间位置的驻留时间，以符合两端，等剂量线就可很好地符合圆柱形的要求，危及器官的受量，如心脏，可以减少到最小。对于单线治疗，使用常规间距的驻留位置，中间的驻留位置经过优化后通常为两端驻留时间的1/2或是1/3。

2. 体积插植　体积插植包括一个或多个插植导管。在靶区体积内，导源管的中间放置多个剂量点。经过优化后这些点的相对驻留时间累计的剂量相同。

如果剂量点的放置太复杂，那么驻留位置可以作为剂量点，这被称为几何优化，这种方法可以在平面或是体积插植中使用。这些又可以作为基于剂量-体积限制的全面优化的初始结果。多施源器系统的优化系统更加复杂，需要通过各种现存的软件综合加以决策。

（三）优化的缺点

对于乳腺的插植，为了尽可能保证治疗体积内剂量的各向同质性，可以进行剂量的优化。实践中，改变既定的治疗方式必须要谨慎。使用巴黎准则行铱线形放射源治疗将导致治疗体积中间接受的剂量高于周围区域的剂量。改变优化技术可以改变剂量分布以至于不再符合巴黎系统。由于通过在导源管外端参考等剂量线的平坦化，增加治疗体积周围的驻留时间来改善剂量的覆盖，导源管的有效长度可以缩短。临床期望经过优化后得到更加理想的剂量分布，但是应该考虑临床应用时带来的偏差，在实施任何新技术之前，医生和物理人员都应该考虑如何进行全面优化。当改变或是应用一种新的技术时，可以结合以往的技术和新的技术，通过比较，在临床实践中可以优化这一改变。

五、剂量-体积直方图

DVH 在评估植入放射源给予治疗体积一定剂量方面具有重要意义。是一种分析一定体积百分数接受一定剂量的方法，在常规使用过程中有很多变化。DVH 代表了一种曲线，横坐标由一系列剂量间隔或是分割（指定分割的宽度）组成，一定的剂量间隔对应在纵坐标上代表一定的体积。

差分型的 DVH 图表示在水平坐标上的剂量间隔，纵坐标代表接受相应剂量的体积。在导源管之间会产生高剂量，在 DVH 图上反映为峰值点，因此累计DVH 图可以用来观察剂量分布的差异性。积分型的 DVH 可以在横坐标中表示剂量间隔，但是纵坐标表示接受一定剂量以下的体积。积分型的 DVH 因此可以用于查找低于或是高于一定剂量的体积，剂量冷点或是热点。如果在三维剂量分布中进行采样，需要注意分析足够多的参考点，以便得到准确的结果。如果是单独的放射源，剂量分布差异主要来源于平方反比定律。原始 DVH 图因为平方反比定律的应用而减少了误差，使得一个点源的直方图成为一条水平线。在这些图中，DVH 曲线的峰值区越窄，体积内的剂量均一性越好。当使用任何一种形式的 DVH 去分析植入放射源治疗时，操作者都必须清楚计算方法和 DVH 表示的信息。DVH 是检查治疗体积内等剂量线的无可替代的方法，也可以用来表示正常组织的受量；但是，只有当计划的目标达到了之后，DVH 才是一种表示剂量分布的很有效的工具。

六、结论

现在，计算机系统可以实现不同成像方法影像和放射源的重建，促使人们放弃了特殊系统的使用，转而应用计划系统进行计算来一探究竟。放弃传统的准则都需要慎重，因此，治疗越来越个体化，不同单位之间治疗结果的比较变得不太可能。如果在一个少见的病例中只能进行计划系统的个体化计算，那么要根据 ICRU 的推荐，报告完整的治疗过程。

（姚丽红　王俊杰）

参考文献

［1］ Meredith W. Radium dosage—the Manchester System. Postgrad Med J, 1948, 24（270）: 218-219.

［2］ Pierquin B, Dutreix A, Paine CH, et al. The Paris system in interstitial radiation therapy. Acta Radiol Oncol Radiat Phys Biol, 1978, 17（1）: 33-48.

［3］ Nath R, Anderson LL, Luxton G, et al. Dosimetry of interstitial brachytherapy sources: recommendations of the AAPM Radiation Therapy Committee Task Group No. 43. American Association of Physicists in Medicine. Med Phys, 1995, 22（2）: 209-234.

［4］ Rivard MJ, Coursey BM, DeWerd LA, et al. Update of AAPM Task Group No. 43 Report: a revised AAPM protocol for brachytherapy dose calculations. Med Phys, 2004, 31（3）: 633-674.

［5］ International Commission on Radiation Units and Measurment. Dose and volume specification for reporting intracavitary therapy in gynecology. ICRU Report 38. Bethesda: International Commission on Radiation Units and Measurements, 1985.

［6］ Haie-Meder C, Potter R, Van Limbergen E, et al. Recommendations from Gynaecological（GYN）GEC-ESTRO Working Group（I）: concepts and terms in 3D image based 3D treatment planning in cervix cancer brachytherapy with emphasis on MRI assessment of GTV and CTV. Radiother Oncol, 2005, 74（3）: 235-245.

［7］ Tan LT. Implementation of image-guided brachytherapy for cervix cancer in the UK: progress update. Clin Oncol（R Coll Radiol）, 2011, 23（10）: 681-684.

［8］ Potter R, Dimopoulos J, Georg P, et al. Clinical impact of MRI assisted dose volume adaptation and dose escalation in brachytherapy of locally advanced cervix cancer. Radiother Oncol, 2007, 83（2）: 148-155.

［9］ International Commission on Radiation Units and Measurment. Dose and volume specification for reporting interstitial therapy. ICRU Report 58. Bethesda: International Commission on Radiation Units and Measurements, 1997.

［10］ Joslin C, Flynn A, Hall E. Principle and and practice of brachytherapy using afterloading systems. Cancer/Radiothérapie, 2001, 5（6）: 787.

［11］ Mould RF, Battermann JJ, Martinez AA, et al. Brachytherapy from radium to optimization. Veenendaal: Nucletron International BV, 1994.

第四章 近距离治疗放射生物学基础

第一节 近距离放射治疗生物学基础

临床近距离放疗医生在设计治疗方案时，应注意两个原则，即生物学合理性和处方剂量设定科学性（包括时间、剂量两方面因素）。实现治疗目标和设计放疗方案个体化，是提高肿瘤局部控制的重要方向。而临床放射生物学中的"4R"理论是理解肿瘤对分次放疗反应的重要环节。其主要包括：

1. 亚致死损伤的修复（repair of sublethal damage）：亚致死损伤是指受照射以后，细胞部分靶而不是所有靶内所累积的电离事件，通常指 DNA 的单链断裂。亚致死损伤修复会增加细胞存活率。在临床非常规分割照射过程中，两次照射间隔应>6 小时，以利于亚致死损伤的修复。

2. 周期内细胞时相的再分布（redistribution within the cell cycle）：体外培养细胞实验表明，处于不同增殖周期的细胞放射敏感性是不同的，细胞的放射敏感性高于其他时相细胞。一般认为，分次放疗中存在处于相对放射抗拒时相的细胞向放射敏感时相移动的再分布，这增加了射线对肿瘤细胞的杀伤。

3. 氧效应及乏氧细胞的再氧合（reoxygenation）：在对氧效应的不断研究基础上，人们发现了肿瘤内有乏氧细胞存在这一重要的生物学现象。肿瘤组织内存在一定比例的乏氧细胞，乏氧细胞的再氧合在分次放疗中是一个很重要的生物学因素。放疗中乏氧细胞再氧合使肿瘤细胞对射线的敏感性增加。

4. 再群体化（repopulation）：组织细胞在损伤之后，通过自身调节机制增殖、分化、恢复群体原来数量水平的过程，即再群体化。

当放疗造成细胞丢失使群体失去平衡时，正常组织细胞将在自我调控机制下，加速再群体化，以迅速补充缺损。根据正常组织的不同生物学特性，将正常组织分为早反应组织和晚反应组织。早反应组织特点是细胞更新速度较快。照射以后损伤很快表现出来，这类组织受损后以代偿增殖来维持组织细胞数量稳定。晚反应组织特点是细胞群体增殖很慢，损伤很晚才能表现出来。早反应组织对总治疗时间较敏感，因此在保护晚反应组织的同时，尽可能缩短治疗时间；晚反应组织对单次照射剂量敏感，因此要控制单次剂量，保护正常组织。对近距离治疗正常组织评估时，往往选择邻近危及器官、距源最近、受量最高的组织绝对剂量

体积如 $D_{0.1cc}$、D_{1cc}、D_{2cc} 作为参数。其中 D_{2cc} 最具有代表意义。肠通 D_{2cc} 体积受到一定程度高剂量照射后可形成肠穿孔、窦道形成等严重不良反应。

第二节　射线作用于肿瘤细胞的分子生物学机制

　　细胞核内的脱氧核糖核酸（DNA）携带的基因信息在每次细胞分裂时会传递给子细胞，而辐射会造成细胞内 DNA 的改变。因此，细胞核中的 DNA 是电离辐射的关键靶分子。图 4-1 显示了细胞内 DNA 损伤、修复的复杂过程。当细胞处于 G1、G2 期时，损伤 DNA 可以修复[1-4]。若 DNA 损伤无法修复或修复出错，发生突变时，细胞进入死亡程序。

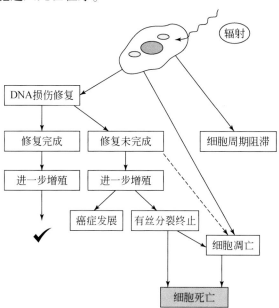

图 4-1　受照细胞修复流程图

　　电离辐射可以使 DNA 双螺旋结构中的单链或双链断裂，造成 DNA 损伤。其中双链断裂是 DNA 损伤最为严重的形式。细胞有丝分裂失活、细胞周期阻滞或细胞凋亡都可以实现肿瘤局部控制。放射效应使细胞凋亡具有一定临床意义，但是具体机制尚不明确。研究表明间期细胞凋亡仅发生在受照后的造血细胞或上皮细胞。相比之下成纤维细胞受照后，一定程度上存在不可逆的阻滞，但是几乎没有凋亡[5]。

　　细胞受照后会导致暂时性或不可逆的阻滞或凋亡。在初始阶段受照细胞先尝试修复损伤的 DNA。若损伤的 DNA 可以完全修复，细胞将再次正常工作。若损伤修复出错或失败，将引发肿瘤。但是，若 DNA 损伤程度很严重而无法修复时，细胞会因有丝分裂障碍导致细胞凋亡或坏死。

　　治疗剂量的 X 射线产生的放射生物效应主要是导致细胞失活。在肿瘤放疗中，电离辐射主要作用于处于不断分裂、增殖周期的细胞。通常以纯数学为基础的线性二次模型来描述细胞存活曲线（图 4-2）。α/β 值反映了肿瘤组织细胞对射线的敏感性。

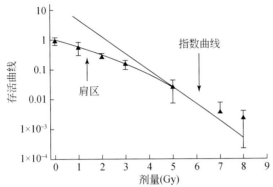

图 4-2　人体成纤维细胞存活曲线与线性二次模型拟合图（$LnSF = -\alpha D - \beta D^2$）

　　SF 是细胞存活率，D 是剂量，α 的单位是 Gy^{-1}，β 的单位是 Gy^{-2}，均是存活曲线的公式参数。直线部分（$-\alpha D$）是存活曲线沿直线倾斜的部分，二次部分（$-\beta D^2$）是存活曲线弯曲的部分。α/β 值反映了存活曲线肩区的形状，它表示 $-D$ 与 $-\beta D^2$ 产生的生物效应相等时所用的剂量。

　　细胞放射敏感性受很多因素影响，例如细胞周期（图 4-3A），细胞含氧度（图 4-3B），细胞修复力（图 4-3C），剂量率（图 4-3D）及细胞类型。因此，处于不同细胞周期时相（G1、S、G2）的细胞具有不同的放射敏感性。部分原因是由细胞核大小和染色质结构发生改变引起[6]，例如分裂期的细胞对射线最敏感。这就解释了增殖细胞对射线具有更高的敏感性，也揭示了受照时间和治疗起效时间之间的延迟关系。

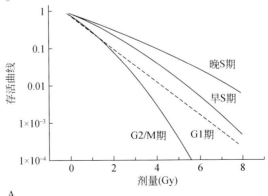

A

图 4-3　细胞放射敏感性影响因素

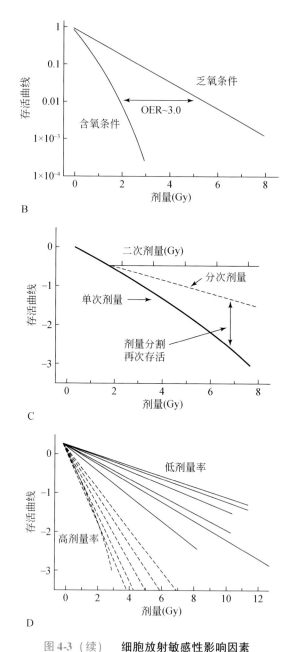

图 4-3 （续）　细胞放射敏感性影响因素

A. 处于不同细胞周期相的放射敏感性；B. 氧效应与存活率的关系；
C. 放射剂量的分割导致放射总效益的降低；D. 剂量率与存活率的关系，
LDR：低剂量率，HDR：高剂量率

低线性能量传递的射线照射时，细胞放射敏感性主要取决于细胞的含氧量。富氧细胞的放射敏感性要比厌氧细胞高。在有氧和无氧条件下达到同样生物学效应所需的剂量之比称为氧增强比（图4-3B）。因此与正常组织相比，肿瘤组织的氧供较差。正是由于肿瘤细胞缺乏氧，导致敏感性下降，从而无法轻易被射线杀死。

若照射剂量在几小时内被分割成两次或多次进行，则存活曲线会形成一个细胞再修复的"肩区"，这将导致放射总效应降低（图4-3C）。在治疗分次间的这段时间，细胞会得到修复。这种修复也称为亚致死性放射损伤修复（Elkind 修复）[7]。随着剂量升高，亚致死性放射损伤修复效应不断累积。同一时间内产生的多个亚致死性放射损伤可以相互影响从而杀死肿瘤细胞。若采用分次治疗模式，不同组织、细胞的亚致死性损伤修复能力会有所不同。细胞修复能力与存活曲线"肩区"的形状有关。"肩区"宽的细胞（α/β 数值较小，为 1~4Gy），受分次影响尤为明显。正常组织需要消耗数小时用于放射修复。因此，如果每天治疗多次时（超分割治疗），两分次间隔6小时以上，才能起到保护正常组织的作用。治疗期间，正常组织和肿瘤组织都会加速增殖。因此总治疗时间是控制肿瘤的一个至关重要的因素，所以非计划内的治疗间断应尽量避免。若治疗时间缩短，放射产生的急性反应会增加。而且在某些情况下，放射反应过重会导致治疗总剂量受限。单次低剂量或低剂量率条件下治疗时，许多重要正常组织（肺、脊髓、肾、心脏）与大多数肿瘤细胞相比，初次放射损伤的修复能力相对较强。因此高剂量率放射治疗的基本原则是在一段较长的时间内利用相对低的单次剂量进行重复照射（图4-3C，图4-3D，图4-4）。

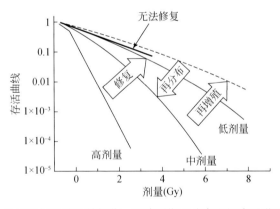

图 4-4　剂量率与亚致死性损伤、细胞周期再分布和细胞再增殖的关系

第三节　剂量率对近距离治疗放射生物学的影响

剂量率、剂量衰减速率和剂量率梯度是影响近距离放射治疗生物效应的特征参数。随着剂量率降低，细胞放射敏感性也会降低（图4-3D）。图中显示在高剂量率与低剂量率之间，最大剂量的变化差三个数量级，与氧效应有相同的数量级

（图 4-3B）。

"肩区"较宽的存活曲线是剂量效应的一个特征。剂量率降低，存活曲线变平坦，同时伴随亚致死性损伤修复增加。进一步降低剂量率，细胞会从 G2 期进入分裂期，这时存活曲线变得更加平坦[8]。

剂量率和放射敏感性属于非线性相关。因此，在 ICRU 38 号报告中低剂量率（LDR：$0.4 \sim 2Gy/h$）、中剂量率（MLD：$2 \sim 12Gy/h$）和高剂量率（$>12Gy/h$）范围有所不同。在临床应用中，高剂量率放疗没有发挥主导作用。在中剂量率照射中发现，不同剂量率的疗效存在很大的差异性。低剂量率照射中也存在同样现象（尤其是正常组织对射线的耐受性），例如剂量率 50cGy/h 相比于 100cGy/h 或 140cGy/h 会有所不同。在极低剂量率照射条件下（<10cGy/h），快速增殖组织的放射损伤无法通过非损伤细胞的增殖来补偿。

治疗由低剂量率转换到高剂量率时，为了使正常组织有时间修复，要求实施分次治疗。其中一个重要原则是：50cGy/h 低剂量率连续照射的放射生物效应等价于每天一次 2Gy 的高剂量率分次照射。但是，剂量对细胞损伤修复能力的影响取决于细胞的总修复能力和细胞修复动力学。因此，不同的肿瘤和组织，尤其是早反应组织和晚反应组织的修复能力有显著差异。目前临床治疗中，低剂量率放射治疗和高剂量率分次治疗之间的放射生物效应无法进行简单的等效转换[9]。在妇科后装放射治疗中，大分割治疗（单次剂量 $6 \sim 8Gy$）总剂量应该比常规低剂量率的总剂量低 25%。

采用密封源的后装放疗技术分为三类：①将放射源置于肿瘤表面的接触式后装；②将放射源插入人体自然管腔实施照射的腔内后装；③将放射源插入肿瘤组织内实施照射的组织间后装技术。

腔内近距离放疗技术的特点是放射源中央剂量极高、剂量衰减梯度大，若放射源离组织很近时，将造成组织损伤过大或坏死。因此，限制肿瘤边界和邻近正常组织的剂量是至关重要的。

对于插植近距离治疗，肿瘤低剂量区（一般邻近插植区域的周边）的考虑也是非常重要的。为了达到靶区剂量分布均匀，应严格遵循组织间插植原则。在低剂量率时代经典剂量学系统中，没有强制要求靶区的均匀性。因为，在体积较大的肿瘤内，小范围的剂量不均匀是可以接受的。但是偏离此原则时，需要明确空间剂量分布和患者解剖结构（危险器官和肿瘤）之间的关系，并且严禁将放射源植入主要的正常组织。

正常组织放射耐受性与受照体积之间的关系非常复杂。目前没有明确的临床依据或确定的生物模型适用于近距离放射治疗。当插植或腔内近距离放疗参考体积 > 50ml 时，通常需要特别注意剂量分布、治疗分次和总剂量之间的关系。

（李　君　王俊杰）

参考文献

［1］　Bedford JS, Hall EJ. Survival Hela cells cultured in vitro and exposed to protracted gamma irradiation. Int J Radiat Biol Relat Stud Phys Chem Med, 1963, 7: 377-383.

［2］　Mazeron JJ, Scalliet P, Van Limbergen E, et al. Radiobiology // Gerbaulet A, Potter R, Mazeron JJ, et al. The GEC-ESTRO handbook of brachytherapy. ESTRO Brussels, 2002, 95-122.

［3］　Hill RP, Bush RS. The effect of the continuous or fractionated irradiation on a murine sarcoma. Br J Radiol, 1973, 46: 167-174.

［4］　Norbury CJ, Hickson ID. Cellular responses to DNA damage. Annu Rev Pharmacol Toxicol, 2001, 41: 367-401.

［5］　Elkind MM, Sutton H. Radiation response of mammalian cells grown in culture. I. Repair of X-ray damage in surviving Chinese hamster cells. Radiat Res, 1960, 13: 556-559.

［6］　Gudkov AV, Komarova EA. The role of p53 in determining sensitivity to radiotherapy. Nat Rev Cancer, 2003, 3 (2): 117-129.

［7］　Sinclair WK. Cyclic X-ray responses in mammalian cells in vitro. Radiat Res, 1968, 33: 620-643.

［8］　Hall EJ. Radiobiology for the radiologist. Philadelphia: J. B. Lipplcott Company, 1994.

［9］　Kastan MB, Kuerbitz SJ. Control of G1 arrest after DNA damage. Environ. Health Perspect, 1993, 101: 55-58.

第五章　3D 打印技术临床应用

第一节　概　　述

　　3D 打印（3D printing）也称为"增材制造（additive manufacturing）"，它是新兴的一种快速成型技术。与传统的减材制造工艺不同，3D 打印是以数据设计文件为基础，将材料逐层沉积或黏合以构造成三维物体的技术。

　　现代意义上的 3D 打印技术于 20 世纪 80 年代中期诞生于美国。Charles Hull（3D Systems 公司创始人）和 Scott Crump（Stratasys 公司创始人）是 3D 打印技术的先驱人物。3D 打印与传统制造业的最大区别在于产品成型的过程上，3D 打印可以克服一些传统制造上无法达成的设计，制作出更复杂的结构[1]。

　　3D 打印机诞生后，随着技术的进步，3D 打印机变得廉价和无处不在。目前，3D 打印设备已经广泛地应用于航空航天、汽车、消费电子、工业、医疗、建筑等领域。随着 3D 打印技术越来越成熟，它的应用范围将越来越广，未来将深刻地改变世界制造业的理念、方法和格局。近年来，随着技术的发展，3D 打印已率先在医疗领域获得应用上的突破。这主要因为医疗行业（尤其是修复性医学领域）个性定制化需求显著，鲜有标准的量化生产，而个性化、小批量和高精度恰是 3D 打印技术的优势所在[2-3]。

第二节　3D 打印技术在生物医疗领域的应用

一、应用范围及现状

　　目前，3D 打印在医疗生物行业的应用主要包括三个方面：

（一）体外医疗器械制造——无需生物相容的材料

　　目前应用 3D 打印技术的体外医疗器械包括医疗模型、医疗器械——如假肢、助听器、齿科手术模板等[4]。

（二）个性化永久植入物

对人身体部位的复制是高度定制化的产品，通过 3D 打印，这些部件可以与身体完全契合，与身体融为一体[5-6]。以骨骼为例，当人体的某块骨骼需要置换，可扫描对称的骨骼，再打印出相应的骨骼，最后通过手术植入人体内[7-8]（图 5-1，图 5-2）。

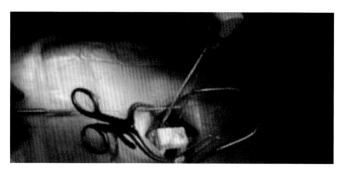

图 5-1　**3D 打印的移植用颚骨**

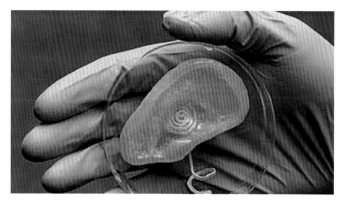

图 5-2　**3D 打印的功能性耳朵**

在国内，3D 打印"骨骼"技术已经于 2013 年被正式批准进入临床观察阶段。全球首发金属 3D 打印人体植入物——人工椎体获得国家食品药品监督管理总局（CFDA）注册批准。这标志着在 3D 打印植入物领域，我国已居世界领先水平。中国制造未来将造福更多患者。获得注册的人工椎体产品，属于直接植入人体的三类骨科植入物，作为我国监管等级最高的医疗器械产品。该产品是由北京大学第三医院骨科和北京爱康宜诚医疗器材股份有限公司合作开发研制。该团队研制的 3D 打印人工髋关节产品曾作为我国首个获得 CFDA 注册批准的 3D 打印人体植入物于 2015 年获批，意味着 3D 打印植入物得到认可（图 5-3）。

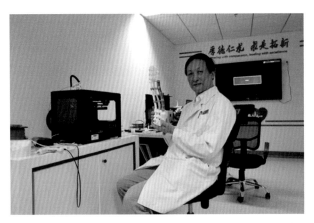

图 5-3　北京大学第三医院刘忠军教授将 3D 打印内植物用于脊柱外科手术

(三) 3D 细胞打印

细胞打印属较为前沿的研究领域，是一种基于微滴沉积的技术——一层热敏胶材料、一层细胞逐层打印，热敏胶材料温度经过调控后会降解，形成含有细胞的三维结构体。3D 细胞打印能够：①为再生医学、组织工程、干细胞和癌症等生命科学和基础医学研究领域提供新的研究工具；②为构建和修复组织器官提供新的临床医学技术[9]，推动外科修复整形、再生医学和移植医学的发展[10-11]；③应用于药物筛选技术和药物控释技术，在药物开发领域具有广阔前景。

在医疗行业，目前 3D 打印在我国体外医疗器械制造和个性化永久植入物方面都有一些应用，供产品设计的医疗模型和指导手术的导板装置也已使用多年。而在 3D 生物打印方面，我国仍在实验阶段。

二、在放射性粒子治疗肿瘤领域的应用

在放射性粒子微创治疗肿瘤领域，北京大学第三医院王俊杰教授等个性化定制的 3D 打印模板进行空间定位。粒子植入一次完成进针，大大缩短治疗时间。术后，即刻剂量验证达到术前计划要求。至此，放射性粒子植入治疗肿瘤迎来了 3D 打印模板辅助新时代。随着技术的进步，放射性粒子植入治疗肿瘤因其所具有的微创、局部剂量高、正常组织损伤小等优势，越来越为人们所关注。2012年开始，北医三院王俊杰教授等尝试利用 CT 引导技术指导放射性碘-125 粒子植入治疗各种实体复发肿瘤，并相继建立起治疗头颈部复发癌、胸部复发和转移癌、脊柱转移癌、复发直肠癌和软组织肿瘤等一系列技术规范，大大提高了放射性粒子治疗的精度和疗效。然而，治疗的有效性与医生本人的操作技术相关性过高，严重制约着 CT 引导穿刺技术的普及与推广。粒子植入的关键点是定位。由于

人体解剖结构的复杂性、表面的不规则性、各种复发肿瘤的浸润性、不规则性生长，导致粒子针的插植、深度、角度均会受到不同程度的影响。有些特殊部位肿瘤甚至根本无法进针。2014 年起，王俊杰教授带领的团队不断尝试利用 3D 打印技术进行个体化、非共面模板设计，通过现代影像学技术、计算机辅助技术和导航系统的固定装置，提高粒子植入治疗精度。通过 CT 引导联合 3D 打印个性化模板指导放射性碘-125 粒子植入，大幅度提高了粒子植入定位的准确性（图5-4）。

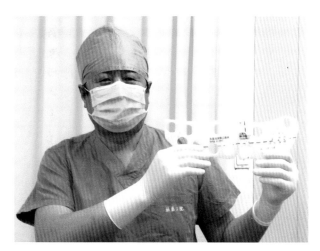

图 5-4　**3D 模板辅助放射性粒子植入治疗肿瘤**

三、应用前景

3D 打印技术在医疗领域的发展空间巨大。从医学角度看，3D 打印技术有几个特点，即因人制宜、就地制作、不限数量、节约成本，正好能满足个体化、精准化医疗的需求。3D 打印技术的应用导致了更多创新、高效的医疗产品出现。业界认为，3D 打印在医疗行业甚至整个生命科学领域都有广泛的应用前景[12-13]。

目前，市场研究机构 Transparency Market Research 在其最新的研究报告中，分析了全球 3D 打印医疗垂直应用市场，预测 2013—2019 年该市场的年复合增长率将达 15.4%。而全球 3D 打印医疗市场的总销售额也将从 2012 年 3.545 亿美元增至 9.655 亿美元。该报告的题目是"3D 打印在医疗应用市场——全球行业分析，大小、份额、增长、趋势和预测，2013—2019 年"（3D Printing in Medical Applications Market-Global Industry Analysis, Size, Share, Growth, Trends and Forecast, 2013-2019)）。报告称，全球 3D 打印技术医疗应用市场主要受到以下几个因素的推动：各种 3D 打印医疗应用不断增加、定制化 3D 打印医疗产品的增长趋势、来自私人和政府机构的资金、能够扩大医疗应用的技术进步，以及

3D 打印应用所带来的成本和时间的缩短以及相应的患者护理的改善等。该报告同时显示，3D 设计软件公司的并购也将在该市场的未来发展中占据重要地位。然而，缺乏训练有素的专业人员和材料相关的问题有可能阻碍到 3D 打印在医疗应用市场上的扩展。

Nature Biotechnology 杂志近年发表的一篇文章揭示了一种新型的 3D 打印技术——集成式的组织和器官打印技术（Integrated Tissue and Organ Printing），该打印技术能够构建出结构稳定且具备功能的人耳器官、骨骼和肌肉组织，更重要的是这些组织器官融入微通道，能够维持其继续生长形成血管、软骨等系统，从而发挥功能。这是科学家首次使用 3D 打印机以活细胞为"墨水"制造出人类真实大小的组织和器官。一位研究人员表示："这项技术能够制造出稳定的符合人类尺寸的任意形状的组织。如果能够得到进一步开发，这项技术还有望用于打印活体组织器官并进行手术移植。"目前这项技术发展的主要障碍是如何在打印过程中保证细胞存活以及如何将维持器官运作的所有"配件"组装到一起，比如维持氧气供应的血管结构。

当前 3D 生物打印领域的先驱是美国 Organovo 公司。3D 生物打印能为新药的测试者提供更好样本，更好地理解疾病发展，以帮助药物确定新目标，在培养组织时将患者自己的患病细胞更好地进行融合，从而开发出个性化治疗方法。

2015 年美国食品药品监督管理局（FDA）已在全球批准首款完全用 3D 打印制作的药片。这款名为 Spritam 的药物由美国 Apprecia 制药公司研制，用于治疗癫痫症患者。该药物获得批准意味着个性化定制药物不再是梦想。这不但可以实现药物活性成分的个性化定制，还可以实现剂量的个性化定制。

总体而言，我国的 3D 打印技术仍处于起步阶段。3D 打印的核心技术多数都在国外，而我国医疗行业使用的 3D 打印机和金属打印材料多数依赖进口，国内的技术还欠成熟，与欧美国家相比仍有较大差距，但 3D 打印技术是一项极有生命力的技术，在国内医疗领域同样有广阔的应用前景。

（田素青　王俊杰）

参考文献

[1] Cohen A, Laviv A, Berman P, et al. Mandibular reconstruction using stereolithographic 3-dimensional printing modeling technology. Oral Surg Oral Med Oral Pathol Oral Radiol Endod, 2009, 108 (5)：661-666.

[2] Hull CW. Apparatus for production of three-dimensional object by stereolithography. US patent, 1986. [2015-07-02] . http：//www. freshpatents. com/-dt20150702ptan20150183168. php

[3] Hoy MB. 3D printing：making things at the library. Med RefServ Q, 2013, 32 (1)：94-99.

[4] Ventola CL. Medical applications for 3D printing：current and projected uses. P T, 2014, 39 (10)：704-711.

［5］ Protosys Technologies Pvt. Ltd. Rapid prototyping techniques, selective laser sintering, 3D printing & FDM prototype mumbai. ［2015-06-12］. http：//www. protosystech. com/rapid-pro-totyping. htm.

［6］ Horvath JC. Mastering 3D printing. ［2015-05-29］. http：//dx. doi. org/10. 1007/978-1-4842-0025-4.

［7］ Chae MP, Lin F, Spychal RT, et al. 3D-printed haptic "reverse" models for preoperative planning in soft tissue reconstruction：a case report. Microsurgery, 2015, 35（2）：148-153.

［8］ Schmauss D, Gerber N, Sodian R. Three-dimensional printing of models for surgical planning in patients with primary cardiac tumors. J Thorac Cardiovasc Surg, 2013, 145（5）：1407-1408.

［9］ Schmauss D, Juchem G, Weber S, et al. Three-dimensional printing for perioperative planning of complex aortic arch surgery. Ann Thorac Surg, 2014, 97（6）：2160-2163.

［10］ Schmauss D, Schmitz C, Bigdeli AK, et al. Three-dimensional printing of models for preoperative planning and simulation of transcatheter valve replacement. Ann Thorac Surg, 2012, 93（2）：31-33.

［11］ Sodian R, Weber S, Markert M, et al. Pediatric cardiac transplantation：three-dimensional printing of anatomic models for surgical planning of heart transplantation in patients with univen-tricular heart. J Thorac Cardiovasc Surg, 2008, 136（4）：1098-1099.

［12］ Spottiswoode BS, Van den Heever DJ, Chang Y, et al. Preoperative three-dimensional model creation of magnetic resonance brain images as a tool to assist neurosurgical planning. Stereotact Funct Neurosurg, 2013, 91（3）：162-169.

［13］ Igami T, Nakamura Y, Hirose T, et al. Application of a three-dimensional print of a liver in hepatectomy for small tumors invisible by intraoperative ultrasonography：preliminary experi-ence. World J Surg, 2014, 38（12）：3163-3166.

第六章　3D 打印模板指导粒子植入治疗头颈部复发癌

第一节　概　　述

头颈部肿瘤通常包括鼻咽癌、口咽癌、下咽癌、口腔癌、鼻旁窦癌、喉癌、甲状腺癌、涎腺癌、原发不明的颈部转移癌等。常见病理类型为鳞状细胞癌（甲状腺癌、涎腺癌例外），其他如腺癌、腺鳞癌、肉瘤等所占比例相对较低。原发肿瘤的治疗原则根据肿瘤发生部位、病理及分期差异而不同。如鼻咽癌主要治疗手段为放疗或同步放化疗。而其他部位肿瘤则基本是以手术为主的综合治疗。因头颈部涉及重要器官较多，所以在肿瘤根治性治疗、器官功能保存、美容效果等方面具有一定的难度。此外，对于复发性头颈部癌，因既往多数已行手术和（或）放射治疗，故再次治疗相当困难[1]。

放射性^{125}I 粒子植入对于头颈部复发癌是一种非常重要的挽救治疗手段。由于^{125}I 粒子具有剂量随距离的增加而陡降的物理学特点，粒子周围局部剂量高，周围正常组织剂量低，对周围正常器官的损伤较小。基于计算机三维治疗计划系统（TPS）指导的 CT 引导放射性^{125}I 粒子植入治疗，具有近距离、小范围、定位准确、剂量分布与肿瘤更适形、持续照射的特点。故对于部分不能手术或不接受手术、有外放疗史的复发肿瘤，具有很好的疗效。因头颈部解剖特点及影像引导手段限制，既往 CT 引导下粒子植入，受穿刺医生个人经验影响较大，不易重复术前计划设计的穿刺路径。而且受穿刺时无法适时跟踪限制，对肿瘤靶区的确定、肿瘤及周围正常器官的剂量把握也难以做到准确[2-7]。

CT 辅助 3D 个体化模板引导放射性粒子植入，能够较好地拟合术前计划，准确评估肿瘤及周围正常器官剂量。在 QA 及 QC 方面是质的提高，在粒子植入的精准方面是巨大进步，对于头颈部复发肿瘤具有较好的应用前景。

第二节　临床治疗原则

以下根据 NCCN（National Comprehensive Cancer Network）指南或者分期进行简要描述。

复发的头颈部鳞状细胞癌 90% 复发于首次治疗后 2 年内，腺源性恶性肿瘤 80% 复发于首次治疗后 3 年内，由于有手术史或放疗史，局部再次手术治疗由于瘢痕或纤维组织存在，增加了手术难度，有放疗史的患者，再次放疗目前存在一定争议和难度。对于复发或残存的头颈部癌，NCCN 推荐治疗原则见图 6-1 和图 6-2。

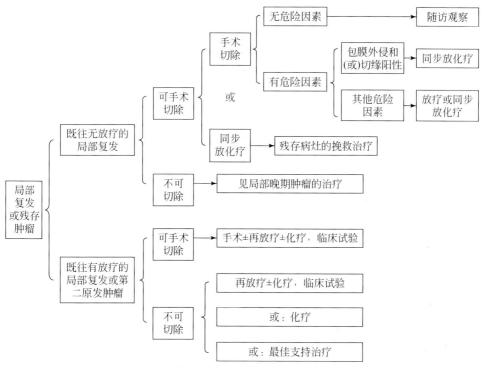

图 6-1　NCCN 指南关于头颈部复发或残存肿瘤治疗原则

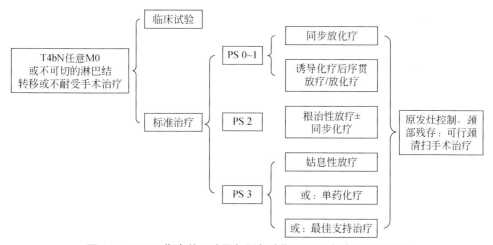

图 6-2　NCCN 指南关于头颈部局部晚期不可手术肿瘤治疗原则

如图 6-1、图 6-2 所示，对于手术、放化疗后复发头颈部肿瘤，无再手术、再放疗机会时，缺少有效治疗手段。目前仅有化疗、临床试验、最佳支持治疗等[1]。对于该类患者，放射性粒子植入，可起到很好的挽救治疗效果。

第三节　粒子植入治疗适应证与剂量学参数

一、头颈部复发恶性肿瘤放射性粒子植入治疗适应证

1. 病理证实为复发恶性肿瘤。
2. 无法手术/再手术，无法放疗/再放疗的患者；不耐受手术/放疗患者；对器官功能或美容有特殊要求，不接受手术/放疗的患者。
3. 直径<7cm（若体积较大，但预计肿瘤缩小可提高生存质量，也可酌情处理）。
4. 有合适的穿刺路径。
5. 无穿刺禁忌证。
6. 身体一般情况可（KPS>70 分）和重要脏器功能可耐受放射性粒子植入。
7. 预计生存时间大于半年。

二、剂量学参数

碘-125 粒子活度：0.5 ~ 0.7mCi*，处方剂量：110 ~ 150Gy。

第四节　3D 打印模板指导粒子植入治疗技术流程

放射性粒子植入治疗肿瘤，包括治疗计划的审核实施、插入植入针、植入粒子、术后计划验证等。每一步骤都有严格的操作规范，应符合 AAPM 的相关要求。为了保证质量，同时也是规避风险，必须要认真执行技术流程及操作规范。关于技术流程，笔者所在科室目前通常有以下几个步骤：

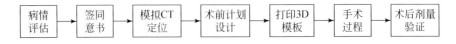

病情评估 → 签同意书 → 模拟CT定位 → 术前计划设计 → 打印3D模板 → 手术过程 → 术后剂量验证

---

* 1mCi＝3.7×10⁷Bq＝37MBq；为与目前临床实践一致，本书临床治疗中的放射性粒子活度单位采用mCi。

（一）病情评估

重点包括适应证、禁忌证。其他尚包括病例的一般情况，如体位、穿刺路径、风险、预期效果；特殊情况，如术前特殊准备、辅助固定器、造影剂过敏、抗凝药应用等。

（二）签署知情同意书

（三）术前模拟 CT 定位

1. 定位前准备
（1）指导患者手术体位练习。
（2）根据具体情况行相关准备：备皮、必要时予止咳、止痛等。
（3）体位固定器的预选择：真空垫。必要时联合应用定位膜等其他固定器。
2. 模拟 CT 扫描
（1）体位固定。原则上选择便于操作的体位，兼顾患者舒适性及耐受性。
（2）CT 平扫。
（3）确定肿瘤范围、定位针位置。建议选择肿瘤最大层面上，肿瘤中心垂直对应的皮肤点为定位针标记点。必要时头尾向可增加定位针。
（4）利用激光灯，体表画出进床、升床、左右激光线。手术需要局麻患者体表勾画出肿瘤体表轮廓。体位固定器上标记激光标记。
（5）标记体表金属标记。
（6）复扫 CT（建议增强扫描）。

（四）术前计划设计

1. 传输定位 CT 图像及相关影像资料至计划系统。
2. 勾画靶区及危及器官。
3. 医师和物理师共同进行计划设计。
4. 两名医师审核计划。

（五）打印 3D 个体化模板

根据术前计划打印模板，模板上标记激光径线、植入针标号。

（六）粒子植入治疗技术流程

1. 复位　包括术前定位体位的拟合及 3D 个体化模板的拟合。
（1）参照体表与体位固定器表面激光标记摆位。
（2）调整 3D 模板位置：插入固定针（建议 2 根以上），CT 扫描，确定位置重复较好。

（3）将植入针置入引导柱。增强扫描，根据针的伪影判断穿刺路径是否会伤及大血管（若周围无大血管等危险器官，可省略增强扫描，直接插入植入针）。

2. 插入植入针（适度进针，保留预定深度 1~2cm）复扫 CT 调整并确定植入针位置准确无误。

3. 按照术前计划进行粒子植入。

4. 复扫 CT，确定粒子分布情况。

（七）术后剂量学验证

1. 术后 CT 图像传至计划系统。

2. 勾画靶区及危及器官，GTV 由术前计划利用图像融合技术复制至术后 CT 图像中，以减少勾画靶区误差。

3. 拾取粒子，计算靶区及危及器官剂量，并出具术后 TPS 报告。

3D 打印模板指导粒子植入治疗技术的流程见图 6-3~图 6-15。

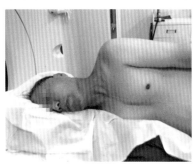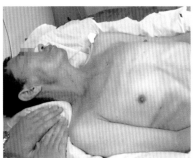

图 6-3　利用真空垫，仰卧位、侧卧位或者腹卧体位固定

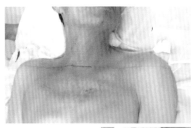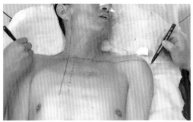

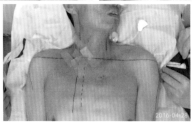

图 6-4　CT 扫描。根据扫描图像所示肿瘤位置，选择固定针参考平面，
确定固定针位置、标记激光线、贴金属标记。

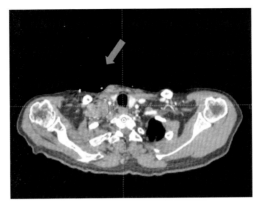

图 6-5　复扫 CT。箭头所示为固定针在体表所对应的金属标记。

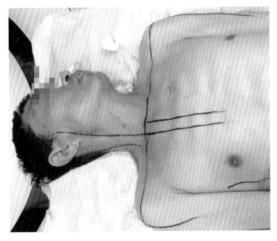

图 6-6　体表标线，X、Y、Z 激光标记线（体表与真空垫同时标记）

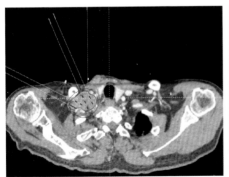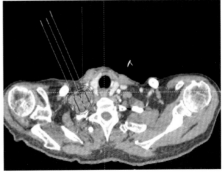

图 6-7　勾画靶区、危险器官，设计针道和定义处方剂量，出具术前计划。
（术前计划 $D_{90}=116Gy$）

59

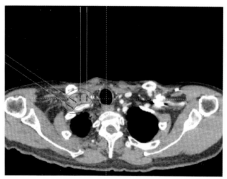
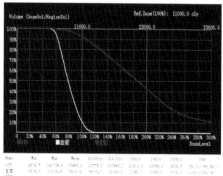

图 6-7 （续）　　勾画靶区、危险器官，设计针道和定义处方剂量，出具术前计划。
（术前计划 $D_{90} = 116Gy$）

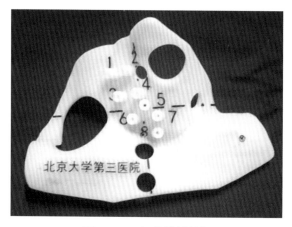

图 6-8　3D 打印模板制作

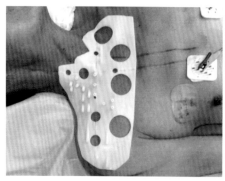
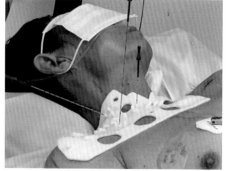

图 6-9　复位、调整模板位置，固定针与标记点吻合

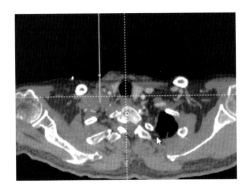

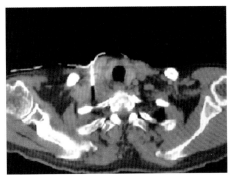

图 6-10 　CT 扫描验证固定针位置

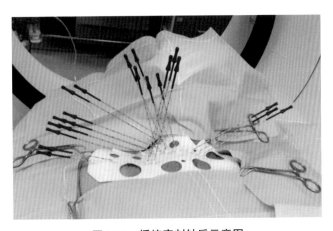

图 6-11 　插植穿刺针后示意图

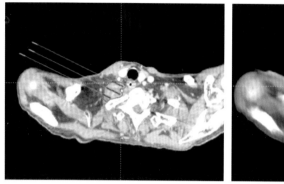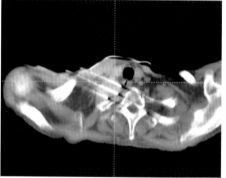

图 6-12　术前计划与术中粒子针分布比较

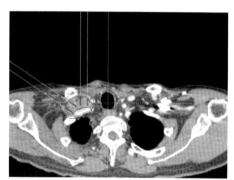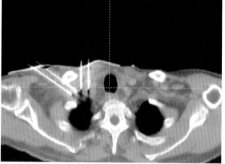

图 6-13　复扫 CT 确定穿刺针位置与术前计划是否一致

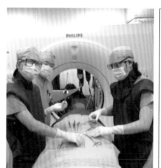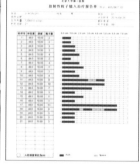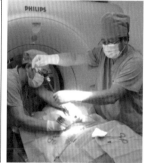

图 6-14　根据术前计划植入粒子

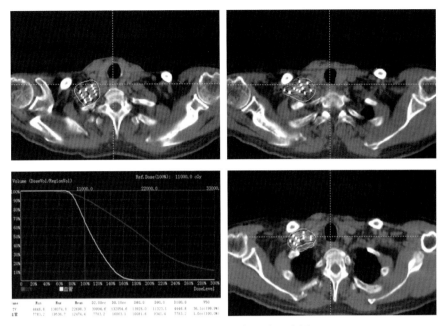

图 6-15　术后扫描、剂量学评估（术后验证计划，$D_{90} = 113Gy$）

第五节　注意事项

1. 尽管已行 3D 个体化模板引导，仍提倡在条件允许下尽量在影像引导下插针。

2. 3D 个体化模板的应用，要求患者体位能够配合粒子植入，定位前及植入手术中的体位必须保持一致。

（姜玉良　王俊杰）

参考文献

［1］ National Comprehensive Cancer Network. NCCN guidelines Version 1. 2016. Head and neck cancer. ［2016-04-15］. https：//www. nccn. org/professionals/physician_ gls/pdf/head-and-neck. pdf.

［2］ Vikram B，Mishra S. Permanent iodine-125 boost implants after external radiation therapy in nasopharyngeal cancer. Int J Radiat Oncol Biol Phys，1994，28：699-701.

［3］ Martinez A，Goffinet DR，Fee W，et al. Iodine-125 implants as an adjuvant to surgery and external beam radiotherapy in the management of locally advanced head and neck cancer. Cancer，1983，51：973-979.

[4] Harrison LB. Application of brachytherapy in head and neck cancer. Semin Surg Oncol, 1997, 13: 177-184.

[5] Jiang YL, Meng N, Wang JJ, et al. CT-guided iodine-125 seed permanent implantation for recurrent head and neck cancers. Radiat Oncol, 2010, 5: 68.

[6] Jiang YL, Meng N, Wang JJ, et al. Percutaneous computed tomography/ultrasonography-guided permanent iodine-125 implantation as salvage therapy for recurrent squamous cell cancers of head and neck. Cancer Biol Ther, 2010, 9 (12): 959-966.

[7] Zheng L, Zhang J, Zhang J, et al. Preliminary results of (125) I interstitial brachytherapy for locally recurrent parotid gland cancer in previously irradiated patients. Head Neck, 2012, 34 (10): 1445-1449.

第七章 3D共面模板联合打孔技术引导粒子植入治疗肺癌

第一节 概 述

肺癌是严重危害人类健康的恶性肿瘤之一，2012—2015《中国肿瘤登记年报》公布的数据显示，肺癌发病率、死亡率均居首位[1]。因起病隐匿，80%患者在确诊时已属中晚期，失去外科手术机会，预后差。放射性粒子植入治疗肺癌技术是我国学者在借鉴国外前列腺癌粒子植入成功经验与治疗原理的基础上，自21世纪初开始在我国逐步开展起来[2-5]。经过十几年艰苦探索与创造性的努力，逐步形成了对该项技术的初步规范，如术前TPS计划设计，术中CT影像引导技术，负压真空袋体位固定技术，CT连床支架固定及模板技术，实时数字倾角显示技术，术中TPS剂量优化技术，术中气胸连续负压抽气技术，以及术后即刻质量验证技术的应用，使粒子植入治疗肺癌取得了阶段性的成果。

3D打印共面模板联合打孔技术的出现，是放射性粒子植入治疗肺癌技术又一里程碑意义的进展。对于肺等受呼吸动度影响较大的器官，目前仍推荐采用共面模板。3D打印共面模板，是在保证平行进针的前提下，将3D技术引入传统模板，利用患者的医学影像数据为其量身定制出与其解剖结构相匹配的模板，且模板孔径、厚度可按要求订制，适当增加厚度，可使穿刺针在模板中行程加长，减少组织内偏移，从而增加穿刺精度。3D打印共面模板为一次性使用，消除了劳动密集型清洗、浸泡和重复消毒的需要，同时减少了生物及化学污物残留以及不同患者反复使用交叉感染的风险。

由于胸部肿瘤周围毗邻解剖结构特殊，多有肋骨等骨质遮挡，传统手动捻针钻骨，效率低，遇较硬骨质无法穿过。局部穿刺不到位，极易出现剂量学冷点。使用常规骨钻虽能钻过肋骨，但由于皮肤和肌肉等影响，当拔出钻头置换穿刺针时，常无法找到肋骨上的钻孔，导致穿刺失败。粒子植入打孔专用骨钻，可直接与穿刺针无缝衔接，将钻孔与穿刺同步完成，钻孔速度和深度可控，操作简单、安全，定位精准，可显著提高粒子在靶区的空间合理排布，解决了共面模板遇肋骨后术前计划无法实施的技术难题，真正以剂量学为指导布针，实现了术前计划与术中实施的吻合，使肺癌粒子植入在剂量学方面的质量控制得到有力保障[6]。

第二节　临床治疗原则

1. Ⅰ期、Ⅱ期、Ⅲa 期肺癌患者首选手术治疗，其次选择外放疗±化疗±靶向治疗。当患者全身情况差或合并心肺脑等疾病不能耐受或不愿接受上述治疗时，以及上述治疗失败者可进行粒子植入治疗。

2. Ⅲb 期、Ⅳ期无法手术切除的肺癌患者首先选择外放疗±化疗±靶向治疗。当患者全身情况差或合并心肺脑等疾病不能或不愿接受上述治疗时，以及上述治疗失败者可进行粒子植入治疗。

3. 纵隔淋巴结转移灶可行粒子植入治疗，因为穿刺路径受限使靶区接受的放射剂量达不到处方剂量者，可在粒子植入后加外放疗补充剂量。

4. 无法手术切除或放化疗等一线治疗失败的非原发性肺肿瘤患者可行粒子植入治疗。

5. 接受粒子治疗的患者预计生存时间 6 个月以上，肿瘤最长径≤7cm。

6. 实施粒子植入术者应与相关科室共同讨论治疗方案，内容包括伦理学、剂量学、方法学等。

第三节　粒子植入治疗适应证、禁忌证及剂量学参数

一、适应证

1. 非小细胞肺癌　①非手术适应证患者；②不能耐受手术和放化疗的患者；③拒绝手术和放化疗的患者；④手术后复发不能再次手术的患者；⑤放、化疗失败的患者；⑥无全身广泛转移患者；⑦KPS（Karnofsky performance status，KPS）评分>60 分，预期存活>6 个月；⑧肿瘤直径≤7cm。

2. 对放、化疗不敏感或放、化疗后复发的小细胞肺癌可试用。

3. 肺转移瘤　①单侧肺病灶数目≤3 个；②如为双侧病灶，每侧肺病灶数目≤3 个，应分侧、分次治疗。

二、禁忌证

1. 恶病质。

2. 不能耐受经皮穿刺手术。

3. 严重心肺功能不全。

三、剂量学参数

1. 评估参数　处方剂量的靶体积（V）百分比，常用 V_{200}、V_{150}、V_{100}、V_{80} 和 V_{50} 等；靶区达到处方剂量的百分数（D），常用 D_{100}、D_{90} 和 D_{80}；靶体积比（TVR），理想的 TVR = 1。

2. 评估方法　等剂量曲线，最主要的是 90%、100%、150% 处方剂量线；剂量-体积直方图（DVH）；粒子植入的数量及位置；重要器官的剂量分布。

3. 评估参考指标　靶区剂量 D_{90}>匹配周缘剂量（MPD，即 PD），提示植入质量很好。平均外周剂量（mean peripheral dose，MPD）应为 PD。适形指数（conformation index）PD 的靶体积与全部靶体积之比；植入粒子剂量的不均匀度<PD20%；显示 DVH 测量相邻结构正常组织的剂量[7]。

第四节　3D 打印共面模板引导粒子植入治疗技术流程

一、术前检查

1. 病史　重点询问肺、心脑血管病史、糖尿病史及了解已接受的治疗情况。
2. 查体　重点评价 KPS 评分，应≥60 分。
3. 化验　血常规、凝血时间、肝肾功能、电解质、血糖。肿瘤学检查包括癌胚抗原（CEA）、糖类抗原 CA125、糖类抗原 CA153、铁蛋白 Fer，鳞状细胞癌 SCC、神经元特异性烯醇化酶 NSE、角蛋白 19 片段、Cyfra21-1、糖类抗原 CA72-4。
4. CT　必要时做强化检查
5. FFB　中心型肺癌及伴气道梗阻者。
6. MRI　中心型肺癌合并肺不张，CT 不能明确肿瘤靶区者[8]。
7. SPET-CT 及 PET-CT　CT 和 MRI 不能明确肿瘤靶区者[9]。
8. ECT 骨扫描　可疑骨转移者。
9. 心电图或彩超　常规心电图检查，如异常行超声心动检查。
10. 肺功能检查
11. B 超　常规颈部、腹部检查。
12. 组织病理学检查　包括组织活检、FFB 刷取细胞或胸腔积液、痰检。

二、术前准备

1. 改善全身状况如营养、水电平衡，改善心肺功能。有炎症者先控制感染。

2. CT 引导下经皮穿刺粒子植入需要行体位及呼吸功能训练。

3. 术前 4 小时禁食水。

4. 术前排空大小便。

5. 留置输液针。

6. 粒子植入穿刺区域备皮。

7. 术前给予相应的药物，如地西泮（安定）、阿托品、可待因等。

8. 签署粒子植入治疗知情同意书。

三、放射性粒子植入治疗肺癌规范化操作流程

（一）术前计划

1. 根据胸 CT 肺窗勾画 PTV，肺门和纵隔转移癌可根据纵隔窗勾画 PTV。

2. 将选定的粒子活度及 PD（处方剂量）输入 TPS，设计植入通道，计算粒子数。

3. 设定等剂量曲线。

4. 导出术前 DVH 图，获得 D_{90}、D_{100}、V_{90}、V_{100}、V_{200} 和邻近危险器官受量等参数。

5. 订购粒子。

（二）术中规范化操作技术流程

1. 安放 CT 平床定位板，将定位仪底座置于定位板一侧（图 7-1）。

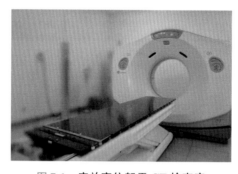

图 7-1 安放定位架于 CT 检查床

2. 安放负压真空袋，连接真空负压泵（图 7-2）。

3. 摆放患者体位。面罩吸氧（5L/min）、心电血压监护、接连静脉通道。

4. 将负压真空袋与患者紧密贴附，开启负压泵抽气，至负压达到 10kPa 时固定患者。

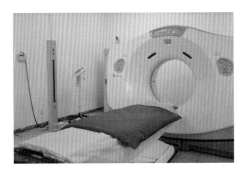
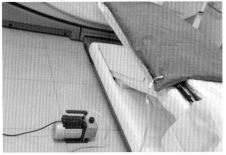

图 7-2　安放真空袋并连接负压泵

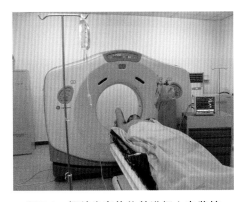

图 7-3　摆放患者体位并进行心电监护

5. 安放定位仪和固定架（图 7-4）。

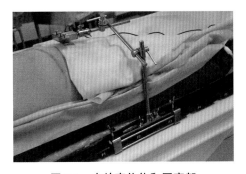

图 7-4　安放定位仪和固定架

6. CT 扫描确定肿瘤部位和植入粒子的层数（层厚 0.5cm）。

7. 按"进针三要点"，即以最大的肿瘤截面积、最宽的肋间隙、最近且安全的穿刺通道确定首选穿刺平面。测量肿瘤直径并确定其上下植入层面数（图 7-5）。

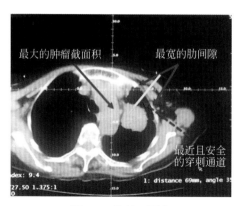

图 7-5　进针三要点

8. 在 CT 首选穿刺层面上模拟定位进针点和进针倾角，中心坐标 R/L，A/P 设定为 0（以 GE 机为例）（图 7-6）。

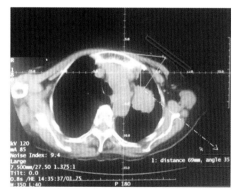

图 7-6　模拟定位进针点和进针倾角

9. 将 CT 十字光标线定格在首选穿刺层面，并标记于患者皮肤上。

10. 以 CT 十字光标线交叉点为标定的中点，在预定进针点模拟进针倾角，测量进针点至光标所标定中点距离，在皮肤上标定。以此点为中心，根据 CT 扫描层数及肿瘤靶区大小勾画出靶区在皮肤上的投影区域，即为麻醉、穿刺进针范围（图 7-7）。

11. 常规消毒皮肤，靶区用 1% 利多卡因局部浸润及肋间神经阻滞麻醉（图 7-8）。

12. 安放 3D 打印一次性使用共面模板，连接数字显示倾角传感显示屏。

13. 操作定位架各部件做上下、前后、左右移动，将模板移至靶区并固定。

14. 用无菌护套将定位架包罩（图 7-9）。

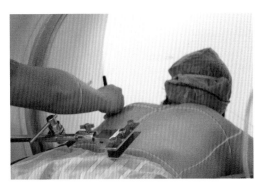

图 7-7　标记体表投影

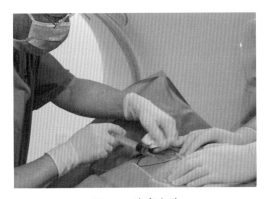

图 7-8　消毒麻醉

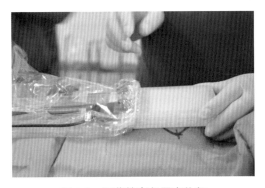

图 7-9　无菌护套包罩定位架

15. 根据 CT 模拟定位给出的进针倾角，先将模板夹上的 X 轴调整为零度（0°）并固定。再将 Y 轴旋转到 CT 机所标示的倾角度数固定（图 7-10）。

16. 在靶区中心点处试穿第一针至肿瘤边缘，CT 扫描整个靶区，观察针尖位置并逐层测量模板至肿瘤外缘各层面的距离，逐层详细记录。

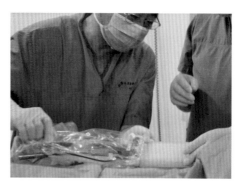

图 7-10　调节模板角度

17. 依据测量的进针距离按术前 TPS 计划多针多排一次性将穿刺针经模板刺中瘤体（图 7-11）。

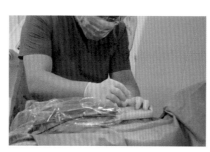
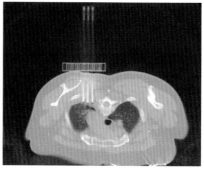

图 7-11　经模板穿刺进针

18. 如遇肋骨阻挡，可先穿刺至骨皮质外缘，在 CT 上测量该肋骨厚度，用穿刺针上的限位游标标记钻孔深度，然后拔出针芯，将粒子骨钻卡头与穿刺针针座连接，经模板打孔钻穿肋骨，将植入针穿刺入瘤体（图 7-12）。

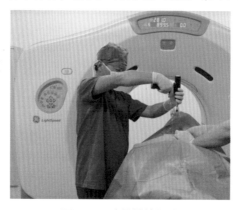

图 7-12　肋骨骨钻打孔

19. CT 逐层扫描，调整针尖距肿瘤外缘 0.5cm。

20. 将 CT 扫描信息输入 TPS，进行术中剂量优化。优化原则是在真实的进针轨迹上模拟排布粒子，然后，手动调整粒子的位置，该扫描平面 D_{90} 剂量能覆盖 90% 的靶区即为满意。优化后的粒子排布表现为"外周密集，中间稀疏的非等距离"空间排布。被称之为"改良式非等距离粒子空间排布"[10]（图 7-13）。

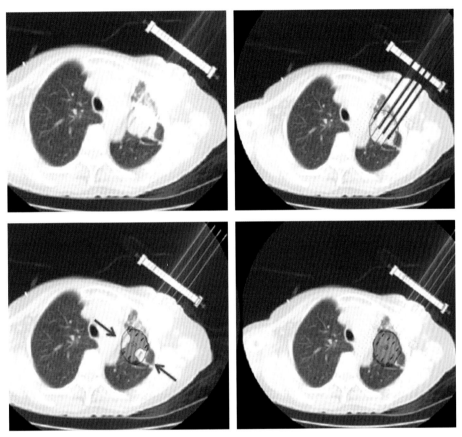

图 7-13　术中剂量优化

21. 铺无菌防辐射孔巾，屏蔽操作术中可能的射线损伤。

22. 以退针方式按术中质量优化方案植入粒子，针退至肿瘤外缘 0.5cm 处停止操作。

23. CT 扫描观察粒子排布是否符合术中计划的优化排布，如有疏漏，立即补种。除预留 1 根针做气胸抽气使用外，将其余针拔出，同时观察有无气胸，肺内及胸膜腔出血发生。5 分钟后再行 CT 扫描观察有无气胸及出血，如有发生则观察气胸或出血有无加重。

24. 如有气胸，使用负压吸引抽吸装置，抽净胸膜腔气体（图 7-14）。

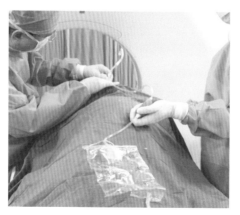

图 7-14　一次性负压吸引球抽气

25. 经反复抽吸，CT 扫描肺仍不复张，立即行胸腔闭式引流术。肺内出血不需处理，胸膜腔出血视出血量及出血速度而定。

26. 患者术后佩戴防辐射背心，测量放射剂量率。

27. 将患者平移至平车上，不能使用轮椅。并使用氧气袋、鼻导管吸氧，医护人员全程护送回病房。

28. 患者在病房监护 12h。

(三) 术后质量验证

1. 根据术后即刻 CT 扫描图像，分层捡拾植入的粒子，输入 TPS 进行质量验证 (图 7-15)。

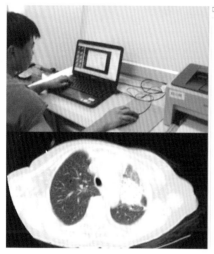
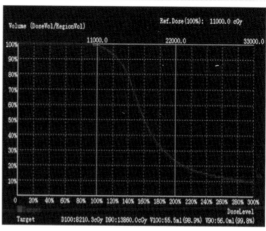

图 7-15　术后质量验证

2. 根据术后验证的 DVH 图所计算出的数据，判断粒子植入手术的质量，预判粒子植入后的治疗效果。

第五节　并　发　症

一、气胸

在布针过程中，气胸发生率 10%～30%。肺压缩程度约为 10%，大多不需处理，胸腔内气体 1～2 周后即可自行吸收，少数需穿刺抽气。肺压缩 10%～30%，需暂停操作，穿刺针进胸膜腔，连接单向负压吸引球，连续抽气使肺快速复张，待血氧饱和度恢复正常、肿瘤归位后再继续粒子植入。粒子植入完成后观察 5min，再行 CT 检查，如仍漏气，则行胸腔闭式引流。肺压缩 30% 以上者，立即行胸腔闭式引流。

二、出血

(一) 肺出血

发生率 10%～20%，CT 显示沿针道周围肺组织高密度影，中心型肺癌发生率高于周围型肺癌。发生原因主要为穿刺损伤肺实质内血管以及刺中瘤体内血管所致。肺出血使用一般止血药静脉滴注 1～2d，不需特殊处理。

(二) 咯血

常为术中或术后少量血痰，30～50ml，持续 15min 左右后逐渐减少，术后 1～3d 内停止。常规使用一般止血药静脉滴注 2d，不需特殊处理。大量咯血造成窒息罕见。

(三) 胸腔内出血

血胸因穿刺损伤肋间和或肺内血管，血液沿针道流入胸膜腔。一般出血不足 100ml，CT 扫描仅见肺底有液性区，合并气胸可见小液平。出血量大于 300ml，CT 扫描可见明显积血和气液平面。出血量在 500～800ml，常因肋间动脉受损，出血迅速，导致有效血容量不足，患者面色苍白、冷汗淋漓，心率加快、血压一过性降低。此时应立即退出所有穿刺针，平卧位放置患者，给予止血药和静脉快速补充以乳酸钠林格为主的液体，必要时给予羟甲淀粉（代血浆）和升压药静脉点滴。密切观察血压、心率变化，待生命体征稳定后返回病房。常规止血药处理。

三、心律失常、心绞痛

CT 引导下经皮穿刺时，因紧张、疼痛或原有心脏疾病而诱发。最常见为窦性心动过速，给予密切观察、必要时给予相应抗心律失常药物。肋间神经阻滞不完全，穿刺疼痛会导致大汗淋漓、虚脱甚至休克，应立即给升压药处理并补充有效循环血量。

四、术后发热

一般为 38℃左右低中度发热，3 ~ 5d 恢复正常，白细胞计数也降至正常。

五、放射性粒子移位及血行迁移

粒子种植后可以发生移位、迁移至远端细支气管、脱落游离至胸腔，甚至造成肺栓塞，经过临床观察以及检查，目前尚未发现放射性损伤，无需特殊处理。

第六节　注意事项

1. 熟悉胸部断层解剖中相应层面，重点是与肿瘤生长的几个分区相对应的解剖层面，普通 CT 扫描平面及血管强化层面之间的解剖对应关系。

2. 认清肿瘤与血管及重要脏器的解剖关系，血管强化造影是必要的。

3. 当肿瘤伴阻塞性肺炎、肺不张时，普通 CT 扫描不易显示肿瘤靶区，行MRI 检查或 PET-CT、SPET-CT 检查。PET-CT 可显示生物靶区，对术前治疗计划制订和术中靶区认定有指导作用。

4. 术前需取得明确的组织学病理证据。

5. 患者植入时体位对整个粒子植入过程的精确度有重要关系，有时甚至影响粒子植入的疗效与成败，术前一定要反复阅读胸部 CT 片，正确选择患者体位及模拟进针通道。

6. 在粒子植入前，应预先安放好植入校准装置，位置恰当，使用 CT 机上的激光定位系统，精确定位肿瘤穿刺区域及穿刺点。

7. 中心型肺癌穿刺路径长，经皮穿刺时，穿刺针虽经 CT 测量，仍需小心谨慎，由浅入深，且时时与强化的影像相对照，每进针一定深度，都要再次确认针尖的位置，千万不可 "一步到位"，以免勿穿入心脏、大血管造成灾难性后果。确认每个针尖都距心脏、大血管 1.0cm 距离，方可植入粒子。熟练的 CT 技师术中可随时将已强化的相对应的CT断面调入当前植入CT断面，使二者在同一屏幕上显示。

8. 当所有植入针都到达预定植入位置后逐根拔出针芯，观察有无回血。如有回血，应退针1.0cm，10分钟再观察有无再回血，如无回血，可植入粒子，否则，应在距其0.5cm处另穿刺一针植入粒子。

9. 所有粒子植入针植入肿瘤近侧缘1.0cm时，暂停植入，CT扫描，观察各针植入疏密度及针所在瘤体内位置，确定每根针需补种的粒子数，完成粒子植入。

10. 当所有针都完成粒子植入后，方可拔除植入针，以防因提前拔某一针造成肺组织漏气，导致气胸，压迫肺，肿瘤移位或未曾植完的针脱出瘤体，造成植入困难。

11. 预留1根植入针退至胸壁，将其余植入针拔除。再次扫描，确认无血气胸发生后，才可结束手术。如出现气胸时将预留针进到胸膜腔中，外接负压吸引球，连续抽气。漏气严重者，抽气的同时准备胸腔闭式引流，避免慌乱。

12. 粒子植入后切不可贸然认为整个手术结束。应密切观察患者的生命体征、心电、血氧、血压有无改变。警惕针道快速漏气形成气胸引发的血氧饱和度持续下降，肺及胸壁血管出血造成的瞬时血胸、咯血、休克等现象，及时抢救处理。

（柴树德　霍　彬　韩明勇）

参考文献

[1] Chen W, Zheng R, Zeng H, et al. Annual report on status of cancer in China, 2011. Chin J Cancer Res, 2015, 27: 2-12.

[2] Nag S, Bice WS, Degaert K, et al. The American Brachytherapy Society recommendations for permanent prostate brachytherapy postimplant dosimetric analysis. Int J Radiat Oncol Biol Phys, 2000, 46: 221-230.

[3] Trombetta M G, Colonias A, Makishi D, et al. Tolerance of the aorta using intraoperative Iodine-125 interstitial brachytherapy in cancer of the lung. Brachytherapy, 2008, 7 (1): 50-54.

[4] Lee W, Daly BD, Dipetrillo TA, et al. Limited resection for non-small cell lung cancer: observed local control with implantation of I-125 brachytherapy seeds. Ann Thorac Surg, 2003, 75: 237-243.

[5] 柴树德, 郑广钧, 毛玉权, 等. CT引导下经皮穿刺种植放射性125I粒子治疗晚期肺癌. 中华放射肿瘤学杂志, 2004, 13 (4): 291-293.

[6] 王俊杰, 张福君, 张建国, 等. 肿瘤放射性粒子治疗规范. 北京: 人民卫生出版社, 2016: 67-75.

[7] 柴树德, 郑广钧, 王俊杰, 等. 放射性粒子植入治疗胸部肿瘤. 北京: 人民卫生出版社,

2012: 4-9.

[8] 邢刚，柴树德，郭德安，等. MRI 靶区定位在不张型肺癌 125I 粒子植入治疗中的应用.
实用放射学杂志，2011，27（7）：1021-1024.

[9] 霍小东，柴树德，郑广均，等. PET-CT 在 125I 放射性粒子植入治疗肺癌中的作用. 中国
临床医学影像杂志，2011，22（9）：616-618.

[10] 霍彬，侯朝华，叶剑飞，等. CT 引导术中实时计划对胸部肿瘤 125 I 粒子植入治疗的价
值. 中华放射肿瘤学杂志，2013，22（5）：400-403.

第八章　3D打印模板指导粒子植入治疗复发肺癌和肺部转移癌

第一节　概　　述

肺癌是全球发病率和死亡最高的恶性肿瘤，占所有癌症发病率的13%（约1600万）、死亡率的18%（约1400万）[1]。我国肺癌的发病形势更加严峻，据最新报道，2015年我国肺癌新发病例73.3万，死亡病例61万[2]。根据NCCN指南建议，外放疗、化疗/靶向治疗及三者互相结合的综合治疗，为目前肺癌的主要治疗手段[3-4]。但是即使经过积极、标准的治疗，仍有大部分患者会出现肿瘤复发、转移[5]。复发性肺癌患者在传统治疗手段中获益有限，因此许多其他局部治疗方法应运而生，包括消融治疗、放射性125I粒子植入等。胸部肿瘤的粒子植入始于1950年[6]，当下，放射性125I粒子植入已越来越多地应用于肺癌治疗[7-10]。因具有微创、操作简便、靶区剂量高、周围组织损伤小等特点，适用于复发、难治性肿瘤的治疗[11]。同样，肺部转移瘤在临床十分常见，据统计20%～54%的癌症患者在其自然病程中会发生肺转移[12]。肺转移性肿瘤经血道转移，在肺泡内生长，早期无呼吸道症状或较轻，因此大部分患者发现时已为多发，适用于手术者甚少，放化疗为其主要治疗手段[13-14]。目前已证实放射性125I粒子植入也可以有效地治疗肺部转移瘤[15-17]。

剂量分布是影响粒子植入疗效最直接、最重要的因素，在很大程度上取决于插植针的空间分布（间距、深度、角度、平行程度等）[18]。随着影像和计算机技术的进步，近距离放射治疗计划系统（brachytherapy treatment planning system，BTPS）被广泛应用于放射性粒子植入治疗。然而，如何在术中准确实现BTPS的预期设计，成为一个较难解决的问题。尤其是在CT引导下经皮穿刺放射性粒子植入肺部肿瘤时，肋骨遮挡及呼吸运动会使进针角度、方向发生变化。肿瘤移位等因素也影响经皮穿刺植入的精确度，使实际植入的粒子与理想的分布模式存在一定差距。带有栅格状导向孔的平面模板可控制穿刺针间距，提高了精确度和剂量学准确性[19-20]。但其在植入方向上无法灵活控制，对于治疗计划相对复杂的病变（如需要非共面、多角度植入），难以满足临床要求，多用于病灶形态较规则、穿刺方向单一、进针路径无危及器官阻挡的病例。随着计算机辅助（computer aided design，CAD）与快速成型技术（rapid prototyping，RP）的发展，

79

3D 打印技术，已在医学领域证明了它的巨大价值与潜力[21-24]。近年来国内学者应用 3D 打印技术设计制作头颈部肿瘤粒子植入个体化非共面模板（简称 3D 打印模板)[25]，突破了传统平面模板的局限性，实现导板与患者面部个性化特征的匹配，解决了头颈区域粒子不易植入的难题，提高了手术质量及安全性。2015 年北京大学第三医院开展了 3D 打印模板辅助放射性粒子治疗体部肿瘤技术。初步经验提示，应用 3D 打印模板引导，术后验证实际靶区剂量分布较好地达到了术前预计划的设计要求，明显提高了治疗的精确性及安全性，缩短了手术时间。在 3D 打印模板辅助已成为大趋势的背景下，加强专家共识，逐步建立起模板导航植入的方法、标准与体系，对粒子植入治疗的推广以及规范化、合理化、科学化发展具有重要意义。

第二节　临床治疗原则

一、分期

原发肺性癌目前的分期采用国际抗癌联盟（Union for International Cancer Control，UICC）2009 年颁布的第 7 版 TNM 分期，其建议来自国际肺癌研究协会（International Association for the Study of Lung Cancer，IASLC）的统计数据[26]（表 8-1）。

表 8-1　UICC 第 7 版分期

原发肿瘤（T）分期	
Tx	原发肿瘤大小无法测量；或痰脱落细胞，或支气管冲洗液中找到癌细胞，但影像学检查和支气管镜检查未发现原发肿瘤
T0	没有原发肿瘤的证据
Tis	原位癌
T1	原发肿瘤≤3cm
T1a	原发肿瘤≤2cm
T1b	原发肿瘤>2cm，≤3cm

续表

原发肿瘤（T）分期	
T2	肿瘤累及主支气管，但距离隆突≥2cm；累及脏层胸膜；部分肺不张
T2a	肿瘤>3～5cm
T2b	肿瘤>5～7cm
T3	肿瘤>7cm，累及胸壁、膈、心包、纵隔胸膜或主支气管（距隆突<2cm，但未及隆突）；全肺不张；原发肿瘤同一肺叶出现分离的癌结节
T4	侵及纵隔、心脏、大血管、隆突、气管、食管或椎体；原发肿瘤同侧不同肺叶出现分离的癌结节

淋巴结转移（N）分期	
Nx	淋巴结转移情况无法判断
N0	无区域淋巴结转移
N1	同侧支气管、肺门淋巴结转移
N2	同侧纵隔、隆突下淋巴结转移
N3	对侧纵隔和对侧肺门、前斜角肌或锁骨上区淋巴结转移

远处转移（M）分期	
Mx	无法评价有无远处转移
M0	无远处转移
M1a	胸膜播散（恶性胸腔积液、心包积液或胸膜结节）、原发肿瘤对侧肺叶出现分离的癌结节
M1b	有远处转移（肺/胸膜外）

隐匿期	TxN0M0
0 期	TisN0M0
Ⅰa 期	T1N0M0
Ⅰb 期	T2aN0M0
Ⅱa 期	T2bN0M0，T1N1M0，T2aN1M0

81

续表

Ⅱb 期	T2bN1M0，T3N0M0
Ⅲa 期	T1～2N2M0，T3N1～2M0，T4N0～1M0
Ⅲb 期	T4N2M0，T 任意 N3M0
Ⅳ期	T 任意 N 任意 M1

2016 年 1 月 IASLC 于 JTO（*Journal of Thoracic Oncology*）上发文建议推行第 8 版分期系统[27]，UICC 计划拟于 2017 年 1 月颁布该新分期（表 8-2）。

表 8-2　UICC 第 8 版分期

原发肿瘤（T）分期

Tx	未发现原发肿瘤，或者通过痰细胞学或支气管灌洗发现癌细胞，但影像学及支气管镜无法发现
T0	无原发肿瘤的证据
Tis	原位癌
T1	肿瘤最大径≤3cm，周围包绕肺组织及脏层胸膜，支气管镜见肿瘤侵及叶支气管，未侵及主支气管
T1a（mi）	微浸润腺癌
T1a	肿瘤最大径≤1cm
T1b	肿瘤最大径>1cm，≤2cm
T1c	肿瘤最大径>2cm，≤3cm
T2	肿瘤最大径>3cm，≤5cm；侵犯主支气管（不常见的表浅扩散型肿瘤，不论体积大小，侵犯限于支气管壁时，虽可能侵犯主支气管，仍为 T1），但未侵及隆突；侵及脏胸膜；有阻塞性肺炎或者部分肺不张；符合以上任何一个条件即归为 T2
T2a	肿瘤最大径>3cm，≤4cm
T2b	肿瘤最大径>4cm，≤5cm
T3	肿瘤最大径>5cm，≤7cm；直接侵犯以下任何一个器官：胸壁（包含肺上沟瘤）、膈神经、心包；全肺不张肺炎；同一肺叶出现孤立性癌结节；符合以上任何一个条件即归为 T3
T4	肿瘤最大径>7cm；无论大小，侵及以下任何一个器官：纵隔、心脏、大血管、隆突、喉返神经、主气管、食管、椎体、膈肌；同侧不同肺叶内孤立癌结节

续表

淋巴结转移（N）分期	
Nx	区域淋巴结无法评估
N0	无区域淋巴结转移
N1	同侧支气管周围及（或）同侧肺门淋巴结以及肺内淋巴结有转移，包括直接侵犯而累及的
N2	同侧纵隔内及（或）隆突下淋巴结转移
N3	对侧纵隔、对侧肺门、同侧或对侧前斜角肌及锁骨上淋巴结转移

远处转移（M）分期	
Mx	远处转移不能被判定
M0	没有远处转移
M1a	局限于胸腔内，包括胸膜播散（恶性胸腔积液、心包积液或胸膜结节）以及对侧肺叶出现癌结节（许多肺癌胸腔积液是由肿瘤引起的，少数患者胸液多次细胞学检查阴性，既不是血性也不是渗液，如果各种因素和临床判断认为渗液和肿瘤无关，那么不应该把胸腔积液纳入分期因素）
M1b	远处器官单发转移灶
M1c	多个或单个器官多处转移

隐匿期	TxN0M0
0 期	TisN0M0
Ⅰa1 期	T1a（mi）N0M0，T1aN0M0
Ⅰa2 期	T1bN0M0
Ⅰa3 期	T1cN0M0
Ⅰb 期	T2aN0M0
Ⅱa 期	T2bN0M0
Ⅱb 期	T1a～cN1M0，T2aN1M0，T3N0M0
Ⅲa 期	T1a～cN2M0，T2a～bN2M0，T3N1M0，T4N0M0
Ⅲb 期	T1a～cN3M0，T2a～bN3M0，T3N2M0，T4N2M0
Ⅲc 期	T3N3M0，T4N3M0
Ⅳa 期	T 任意 N 任意 M1a，T 任意 N 任意 M1b
Ⅳb 期	T 任意 N 任意 M1c

二、复发性肺癌和肺部转移癌的治疗原则

不同于初治或早期病变，复发、转移性肺部肿瘤原则上以综合治疗为主，并根据具体情况进行个体化治疗。复发性肺癌和肺部转移癌的治疗流程见图 8-1 和图 8-2。

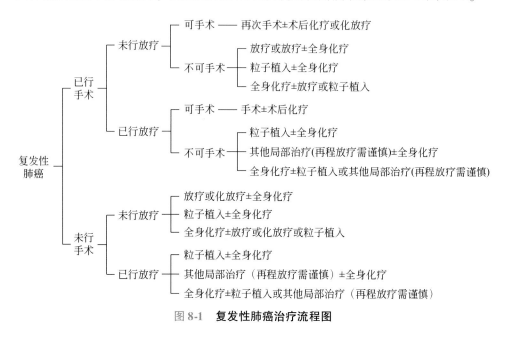

图 8-1　复发性肺癌治疗流程图

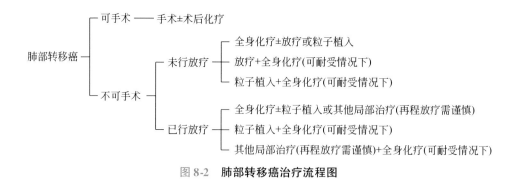

图 8-2　肺部转移癌治疗流程图

肺部复发和转移癌放射性^{125}I 粒子植入需遵循以下基本原则。

1. 践行"肿瘤医疗个体化"理念，重视多学科诊疗模式（MDT），经胸外科、呼吸科、肿瘤科、放射肿瘤科及介入科等共同讨论后决定治疗方案，保障患者得到有效、合理的治疗。

2. 增强 CT 定位扫描，应用治疗计划系统（TPS）制订治疗计划，应用剂量

体积直方图（DVH）和等剂量分布图进行剂量评估。肺部病变采用（肺窗）制订治疗计划，纵隔、胸壁病变采用纵隔窗，同时注意危及器官。粒子活度一般选择 0.5 ~ 0.7mCi[11]。美国近距离治疗协会（American Brachytherapy Society，ABS）指南中认为 80 ~ 120Gy 的剂量比较合适，且毒性较低[10]。目前国内临床常用处方剂量为 110 ~ 160Gy[11]，其中低分化腺癌和中低分化鳞状细胞癌一般使用 110 ~ 130Gy 的处方剂量，中高分化腺癌和高分化鳞状细胞癌使用 150 ~ 160Gy 的处方剂量。肺转移灶的处方剂量 140 ~ 160Gy[11]。在设计处方剂量的基础上，可根据细胞学类型、内部组织结构、既往放疗史等具体情况适当增加或减少剂量。

3. 插植针导向孔是 3D 打印模板的核心结构，精准的针道角度与方向是粒子植入手术成功与否的关键。针道设计应遵循以下原则：间距 1 ~ 1.5cm，同一层面尽量保持平行排列，保护、避让神经、大血管、空腔脏器等重要结构，尽量避让穿刺路径上可能存在的骨骼阻挡。

4. CT 实时引导，按 BTPS 计划插植粒子针。3D 打印模板辅助，以确保操作精度。一般粒子针调整次数不超过 3 次。

5. 粒子植入后即刻验证。

6. 双侧病灶应分侧、分次治疗。

7. 根据分期、治疗目的、剂量分布、全身情况等具体因素，决定是否补充外照射或联合化疗。

8. 术后随访：术后 2 ~ 3 个月复查胸部增强 CT，之后每 3 个月复查 1 次；2 年后每 6 个月复查 1 次，5 年后每年复查 1 次。建议有条件者，可应用 PET-CT 进行随访。

9. 3D 打印模板技术需配备三维影像及逆向工程软件与三维快速成型设备，建议成型精度 0.1mm，打印材料（光固化树脂）需符合医用标准。

第三节　粒子植入治疗适应证与剂量学参数

目前除早期前列腺癌外，其他系统肿瘤粒子治疗国内外仍处于姑息治疗状态。粒子治疗适应证应进一步明确。提倡开展多中心合作，逐步建立我国粒子治疗标准，既达到提高肿瘤治疗疗效，又达到与其他治疗手段和谐相处的目标。

（一）肺部复发/转移癌粒子植入治疗适应证

1. 不能耐受手术、外放疗或化疗者；
2. 拒绝手术、外放疗或化疗者；
3. 不能再次手术、外放疗或化疗者；
4. 经其他抗肿瘤治疗后病情进展者；

5. 经其他抗肿瘤治疗后有肿瘤残留者；

6. 实体病灶，肿瘤直径<7cm，肿瘤越小，局部控制率越高；

7. 转移性病灶较为孤立者：单侧肺病灶数量≤3 个，如为双侧病灶，每侧病灶数量≤3 个，且应分次治疗；

8. 粒子植入与外照射或其他抗肿瘤治疗相结合的综合治疗；

9. 功能状态评分（PS）≤2 分，预期生存期≥3 个月；

10. 局部有严重症状者，为达到姑息治疗目的，也可行粒子植入治疗。

(二) 肺部复发/转移癌粒子植入治疗禁忌证

1. 病灶周围感染性及放射性炎症没有得到很好控制者，穿刺部位皮肤感染、破溃；

2. 有严重出血倾向、血小板<$50×10^9$/L 和凝血功能严重紊乱者（凝血酶原时间>18s，凝血酶原活动度<40%）。抗凝治疗和（或）血小板药物应在粒子植入前停用 5 ~ 7d；

3. 粒子植入病灶同侧恶性胸腔积液没有得到很好控制者；

4. 肿瘤侵犯的大血管、肿瘤部位有活动性出血；

5. 肝、肾、心、肺、脑等重要器官有严重合并症，无法在短期内纠正或改善者，严重全身感染、高热（>38.5℃），严重糖尿病者；

6. PS 评分>3 分，一般情况差，恶病质，不能耐受治疗者或预计患者寿命不能等待疗效出现。

(三) 治疗计划评估参数

1. D_{90}：90% GTV（gross tumor volume，大体肿瘤体积）接受的剂量；

2. mPD（minimum peripheral dose）：GTV 最小边缘剂量，mPD = D100，即 100% GTV 接受的剂量；

3. V_{80}：GTV 接受 50% 处方剂量的体积百分比；

4. V_{90}：GTV 接受 90% 处方剂量的体积百分比；

5. V_{100}：GTV 接受 100% 处方剂量的体积百分比；

6. V_{150}：GTV 接受 150% 处方剂量的体积百分比；

7. V_{200}：GTV 接受 200% 处方剂量的体积百分比；

8. 使用适形指数（conformal index，CI）评价剂量分布的适形度[28]：

$$CI = (V_{T,ref} / VT) × (V_{T,ref} / V_{ref}),$$

式中 V_T、$V_{T,ref}$ 和 V_{ref} 分别为靶区体积、靶区接受处方剂量的体积和处方剂量包含的总体积（cm^3），最理想的 CI 是 1，适形指数为 1 时，说明处方剂量正好覆盖靶区，而靶区外体积接受剂量均低于处方剂量，CI 越大说明靶区内接受处

方剂量体积越大而靶区外接受处方剂量的体积越小;

9. 使用靶区外体积指数（external index，EI）描述靶区外接受超过处方剂量体积占靶区体积的百分比[29]:

$$EI = (V_{ref} - V_{T,ref})/VT \times 100\%$$

最理想的 EI 是 0，EI 为零时，说明靶区外组织接受剂量均小于处方剂量;EI 越大，说明靶区外接受处方剂量体积越大;

10. 使用均匀性指数（homogeneity index，HI）描述剂量分布均匀性[29]:

$$HI = (V_{T,ref} - V_{T,1.5ref})/V_{T,ref} \times 100\%,$$

式中 $V_{T,1.ref}$ 为靶区接受 150% 处方剂量的体积（cm^3）;最理想的 HI 是 100%，HI 越大说明靶区剂量分布越均匀;

（四）治疗计划评估方法

1. 等剂量曲线，最主要的是 80%、90%、100%、150%、200% 的处方剂量线分布情况;

2. 剂量体积直方图（dose-volume histogram，DVH），显示靶区及邻近危及器官的剂量-体积关系情况;

3. 粒子植入的数量及空间位置分布。

第四节　3D 打印模板指导粒子植入治疗技术流程

1. 认真复习患者病史、体格检查结果及近期的影像资料，评估患者放射性 ^{125}I 粒子植入的适应证。适应证的选择建议多学科共同讨论做出决定。胸部强化 CT（1 个月内）为治疗前评估的关键影像学检查，通过 CT 观察肿瘤的大小、位置及其与邻近重要脏器、血管、气管或支气管的关系。完善相关分期检查，有条件者建议行 PET-CT 检查评估全身情况。

2. 向患者或家属（被委托人）交代治疗目的、风险、预期疗效及相关注意事项，并签署知情同意书。

3. 术前定位　所有患者术前 2 天行螺旋定位 CT 扫描，层厚 1mm，按肿瘤部位选择相应体位（仰卧、侧卧、俯卧），采用真空垫固定体位（图 8-3），利用激光摆位线于患者体表及真空垫上设置相对位置标记。选择肿瘤横径最大层面或骨性标志比较明显的层面设定固定针（图 8-4），将固定针层面还原至患者体表，按对应激光线在患者体表进行标记（图 8-5），贴铅点以指导模板定位标记的设置，如无特殊禁忌，一律采用增强 CT 扫描。

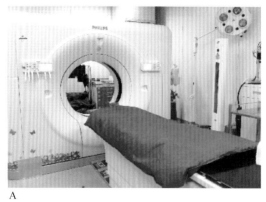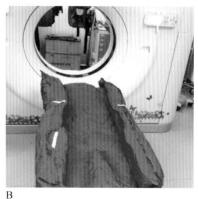

A   B

图 8-3   真空垫

A. 塑形前；B. 塑形后

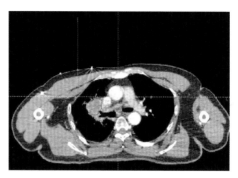

图 8-4   设定固定针层面

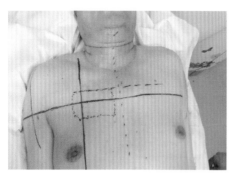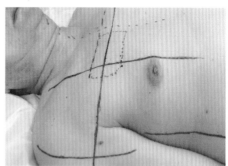

图 8-5   激光定位，体表标记

4. 术前计划设计   将 CT 数据传输至 BPTS，在 CT 二维及三维图像上设计术前预计划（图 8-6）。包括：勾画肿瘤靶区（gross tumor volume，GTV）及邻近区域危及器官，设定处方剂量和粒子活度，确定粒子植入针道（进针方向、路径、深度），计算粒子数目和模拟粒子空间位置分布，计算靶区与危及器官（脊髓、大血管、空腔脏器等）的剂量分布，使靶区 D_{90}（90%靶体积受到的剂量）尽量满足处方剂量要求（110~160Gy）。且危及器官的受照剂量低于剂量限值。

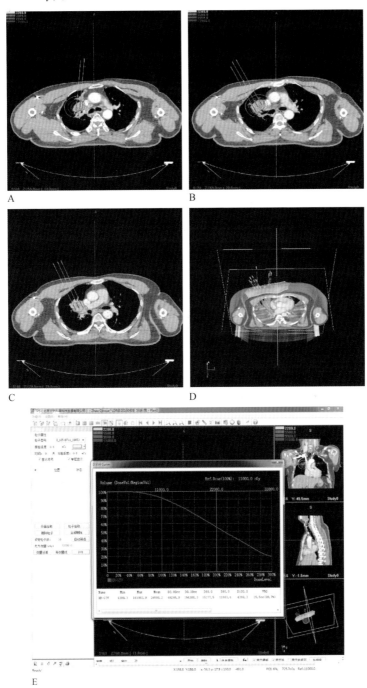

图 8-6　术前计划设计、模板建模及剂量评估

A~C. 针道设计；D. 3D模板建模；E. 术前DVH评估

5. 个体化模板设计和制作　将含插植针道方向、间距、平行关系和皮肤穿刺点位置等信息的 CT 图像导入三维影像及逆向工程软件，进行个体化模板数字建模。

（1）术前摆位：借助定位激光线，根据真空垫及患者体表定位标记，对患者进行摆位，力求术中体位与定位体位保持一致（图 8-7）。

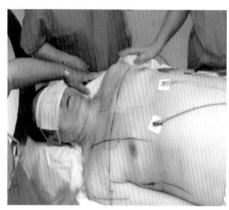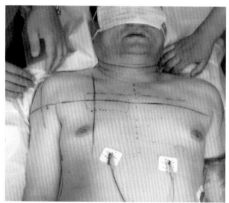

图 8-7　术前复位

（2）麻醉及模板对位固定：插植操作在局麻下进行，根据手术部位消毒术野（图 8-8），执行无菌操作技术规范（图 8-9）。3D 打印模板位置的确定借助患者的体表外轮廓特征及摆位激光线完成，力求模板与患者体表紧密贴合，且模板上的定位标记与患者体表标记、摆位激光线三者互相重合。模板对位准确后，按

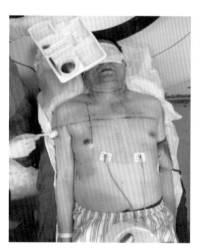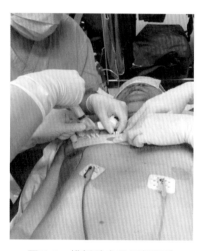

图 8-8　术区消毒　　　　图 8-9　模板贴合处局部麻醉

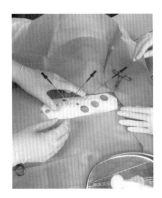

图 8-10　插入固定针固定模板

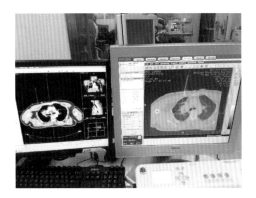

图 8-11　CT 扫描，确认固定针位置与术前一致

预先确定的固定针道将固定针插入预设深度，为使模板充分固定，可另选 2 个不同层面的导向孔进针（图 8-10）。3 根定位针植入后，CT 平扫（扫描层厚及参数设置同术前定位），确认固定针的位置（方向、层面、与邻近骨骼或标志性组织的关系等）（图 8-11），若固定针位置与术前设计一致，提示模板相对位置准确，可开始进针插植，若与术前设计存在偏差，需测量误差范围（水平向和头脚向进行分别测量），并进行实时校正。

（3）粒子针插植：插植过程在 CT 实时引导下进行。所有粒子针插植完成后，行增强 CT 扫描，验证插植针位置，观察插植针的平行度、间距、方向控制和空间分布情况（即与肿瘤、血管及周围其他组织的相对位置），必要时进行微调，直到粒子针分布满意为止（图 8-12 ~ 图 8-13）。

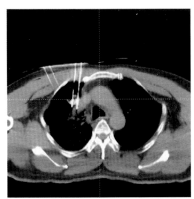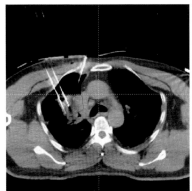

图 8-12　穿刺针插植

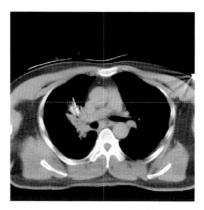

图 8-12 （续）　穿刺针插植

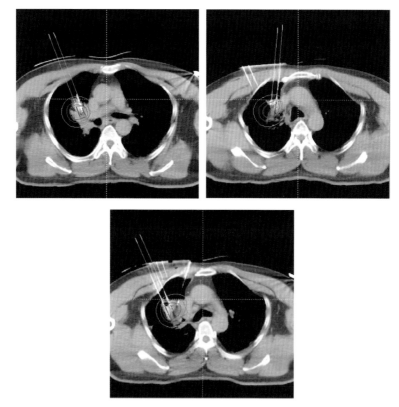

图 8-13　术中验证插植针位置

　　（4）粒子植入：最后参考术前计划，根据每根针在靶区内的深度，利用
Mick 粒子植入枪（Mick Radio-nuclear）后退式植入粒子（图 8-14）。粒子植入完
成后再次行全肺 CT 扫描，即刻观察粒子实际的分布情况（分布是否均匀，有无
脱落移位等）。如发现靶区内粒子分布不满意，补种粒子以满足术前治疗计划的

剂量要求。同时观察有无气胸、出血等并发症，及时对症处理，必要行经皮穿刺置管引流（图 8-15）。

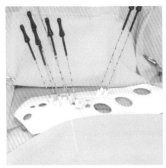
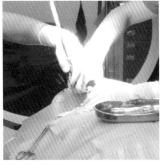

图 8-14　插植完成后植入粒子

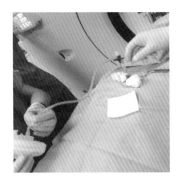

图 8-15　气胸引流

（5）术后剂量学验证及计划对比评价：将术后最终图像传输到 BTPS，行术后剂量学验证，根据剂量体积直方图得出靶区及危及器官的实际剂量分布（图 8-16）。系统误差、术中病灶位置变化、粒子移位等均可以导致与术后计划与术前计划发生偏差，术后的计划才是肿瘤实际接受的剂量。

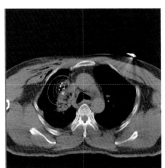
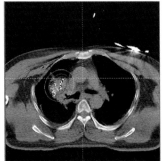

图 8-16　术后计划剂量验证

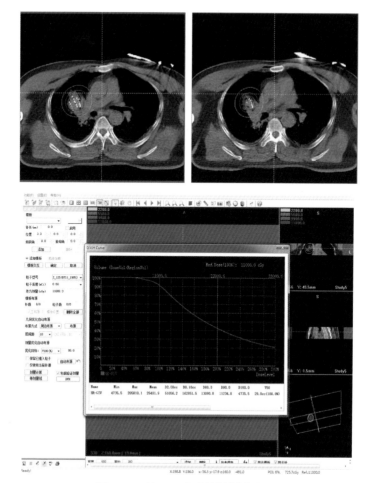

图 8-16 （续）　术后计划剂量验证

第五节　注意事项

一、术前注意事项

1. 术前应完善相关检查，实验室检查包括：血、尿、便常规，肝、肾功能，凝血功能，感染筛查，血糖，血电解质，肿瘤标志物，血型等；其他检查包括：心电图、心脏彩超、肺功能等。

2. 患者初诊病变需经病理确诊，复发、转移后建议取病理复检，但并非强制性。

3. 术前准备麻醉、镇咳、镇痛、止血、降压等药物以及抢救药品和设备。强化 CT 前 4h 禁食，局部麻醉前 4h 禁食，全身麻醉前 12h 禁饮食。

4. 手术区备皮；建立静脉通道；术前口服镇咳剂。

二、术中注意事项

1. 手术过程需要监测心率、血压和血氧饱和度，同时要观察患者的神志、意识、呼吸、疼痛、咳嗽、咯血等情况，并对症处理。

2. 在粒子植入过程中，由于穿刺针较多，难免对肺组织造成损伤，可出现气胸、出血、肺栓塞等。因此，需做好预防措施，如做好麻醉，尽量减少患者术中可能出现的咳嗽，熟练操作手法等[30]。

3. 肿瘤接近重要脏器（大血管、气管、食管、脊髓等）时，在植入过程中应尽量使粒子与其距离保持在 1cm 以上，因其有可能穿透血管、气管、食管引起大出血或瘘，或造成神经损伤。

4. 若粒子脱落，有可能沿支气管或肺动静脉移至肺远端造成栓塞，造成粒子脱落的主要原因是距肿瘤边缘距离过小，可考虑距病灶边缘 1cm 或以上进行植入，即使怀疑支气管残端阳性，一般也不行粒子植入，以免残端愈合不良而致支气管胸膜脱落及游离等并发症[31]。

5. 气胸作为最主要和最常见的并发症，操作中避免发生气胸的基本要点包括：尽量减少穿刺次数，尽量减少经过胸膜的层数，合理选取进针点，对胸膜充分麻醉，减轻患者咳嗽，避免突然剧烈用力等。

6. 对肿瘤中有坏死液化的患者，植入的粒子容易移位，最好避免在液化、坏死部位植入。

7. 对于双肺存在转移病灶时，宜先做一侧肺，观察 1~2d，如无气胸情况下，再考虑做对侧肺的病灶。

三、术后注意事项

1. 术毕应检测工作环境，清点未植入的粒子数量，以免粒子丢失。

2. 术后患者返回病房过程中，由专人护送，手术部位遮盖 0.15~0.25mm 铅当量的铅单。

3. 术后心电监护、吸氧至病情平稳。

4. 术后 24h 复查胸片或胸部 CT，观察有无继发气胸、血胸或粒子移位。放置胸腔闭式引流者常规进行胸腔引流瓶护理。

四、并发症及处理

^{125}I 粒子植入并发症发生率不高，主要是有气胸，咯血、胸痛等[32]，粒子移位/脱落、游走造成的肺栓塞，以及对正常组织的放射性损伤并不多见。

1. 气胸　少量气胸不超过 30% 时，患者无明显胸闷、憋喘等症状，可不予处理，密切观察随诊，一般 4 ~ 14d 内可完全吸收；当肺压缩量超过 30%，患者症状严重时，一般需置放胸腔闭式引流。

2. 出血

（1）肺出血：应用止血药物［垂体后叶素、巴曲酶（血凝酶）、氨甲苯酸、酚磺乙胺等］静脉注射或静脉滴注处理，必要时可行支气管动脉栓塞；

（2）血胸：主要原因为穿刺针损伤肋间血管、胸廓内动脉、肺内血管，血液沿针道流入胸腔。如出血量较大（>500ml），此时应迅速补充血容量，必要时行动脉造影明确责任血管，栓塞出血动脉，密切注意血压、脉搏变化，同时加快补液速度。

3. 粒子移位和迁移　粒子在术后可发生移位，迁移至远端细支气管，脱落游离至胸腔，可严密观察。

4. 感染　及时抗感染治疗。

5. 局部放射性肺炎及放射性肺纤维化　种植在正常肺组织内和游离至远端细小支气管内的放射性粒子主要引起肺的放射性损伤。Chen 等[33] 报道，在粒子种植区周围的肺组织都可出现小面积的纤维化，预防的重点是植入粒子的量化要准确，避免粒子数过多。

6. 其他少见并发症　如肺栓塞、空气栓塞、针道种植、神经损伤等，需个别特殊处理。

五、随访及疗效评估

1. 术后局部疗效评估参考实体肿瘤的疗效评价标准（Response Evaluation Criteria in Solid Tumors，RECIST）1.1 版[34]。完全缓解（CR）：所有靶病灶消失。部分缓解（PR）：靶病灶直径之和比基线水平减少至少 30%。疾病进展（PD）：以整个随访过程中所有测量的靶病灶直径之和的最小值为参照，直径和相对增加至少 20%（如果基线测量值最小就以基线值为参照）；除此之外，必须满足直径和的绝对值增加至少 5mm（出现一个或多个新病灶也视为疾病进展）。疾病稳定（SD）：靶病灶减小的程度没达到 PR，增加的程度也没达到 PD 水平，介于两者之间，研究时可以直径之和的最小值作为参考。

2. 临床疗效评估在判断局部疗效的基础上，定期随访患者的目标病灶变化、病情转归以及生存情况，并记录患者 1、2、3、5 年的病情变化及生存情况。

六、放射性[125]I 粒子植入的准入和放射防护

应采用良好的操作习惯和做好防护，[125]I 粒子植入过程中放射肿瘤医师的辐射暴露是非常低的[35]。手术完成后，手术室监测到有残余剂量，需要确认是否有粒子脱落。应当监测距患者体表 0.5m、1m 距离的剂量，并做好记录。对于接受低剂量率粒子植入者，需避免接触儿童和孕妇。胸腔[125]I 粒子植入术后的距离-辐射暴露数据并没有相关报道，对于接受[125]I 粒子植入的前列腺癌患者，在体表仅有很小的暴露率[36]，对家庭成员和宠物影响很小[37]。但需要注意的是，前列腺粒子位置通常较深，且盆腔组织对辐射的衰减作用要强于肺组织。因此，前列腺患者的数据尚不能照搬应用至胸部患者，暴露率应该个体化考虑。

放射性粒子属放射性药物，应按照放射性药物的购置、储存和保管相关规定管理。放射性[125]I 粒子植入的准入和放射防护参照原卫生部 2006 年颁布的"临床核医学放射卫生防护标准"（GBZ 120—2006）[38]和 2009 颁布的"放射性粒子植入治疗技术管理规范（试行）"[39]。

（吉　喆　王俊杰）

参考文献

［1］ Jemal A，Bray F，Center MM，et al. Global cancer statistics. CA Cancer J Clin，2011，61：69-90.

［2］ Chen W，Zheng R，Baade PD，et al. Cancer statistics in China，2015. CA Cancer J Clin，2016，66：115-132.

［3］ Ettinger DS，Wood DE，Akerley W，et al. Non-small cell lung cancer，version 1. 2015. J Natl Compr Canc Netw，2014，12：1738-1761.

［4］ Ettinger DS，Akerley W，Borghaei H，et al. Small cell lung cancer，version 1. J NCCN，2013，11：645-653.

［5］ Bellomi M，Pas TD，Tessitore A，et al. Lung Cancer. Milan：Springer，2012.

［6］ Hilaris BS，Martini N. Interstitial brachytherapy in cancer of the lung：A 20 year experience. International Journal of Radiation Oncologybiologyphysics，1978，5：1951-1956.

［7］ 张翔，谢思新，郭丹苗：（125）I 粒子植入联合动静脉化疗治疗局部晚期非小细胞肺癌的效果观察. 中国当代医药，2015，11：55-57，60.

［8］ 于津生. 放射性（125）I 粒子联合热疗治疗晚期肺癌 102 例临床观察. 医学理论与实践，2014，22：2996-2997.

［9］ 杨景魁，吕金爽，阎卫亮，等. 放射性粒子植入治疗不能手术的早期非小细胞肺癌疗效分析. 中国肿瘤临床，2014，17：1111-1114.

［10］ Stewart A，Parashar B，Patel M，et al. American Brachytherapy Society consensus guidelines for thoracic brachytherapy for lung cancer. Brachytherapy，2016，15：1-11.

［11］王俊杰．中国放射性粒子治疗肿瘤临床应用指南．北京：北京大学医学出版社，2011.

［12］Amin N，Schefter TE，Okunieff P，et al. Lung Metastasis. Berlin：Springer，2012.

［13］Sternberg DI，Sonett JR. Surgical therapy of lung metastases. Semin Oncol，2007，34：186-196.

［14］Ricardi U，Filippi AR，Guarneri A，et al. Stereotactic body radiation therapy for lung metastases. Lung Cancer，2012，75：77-81.

［15］Feng DU，Yan XY，Zhao-Dong LI，et al. CT guided percutaneous interstitial radioactive seed（125）I implantation in treating lung metastasis（report of 15 cases）. J Med Imaging，2013，23：1223-1226.

［16］Jiang G，Li Z，Ding A，et al. Computed tomography-guided iodine-125 interstitial implantation as an alternative treatment option for lung cancer. Indian J Cancer，2015，51：9-12.

［17］杨景魁，霍小东，闫卫亮，等．CT 引导^{125}I 粒子植入治疗恶性肿瘤肺转移的临床研究．中华放射医学与防护杂志，2013，33：505-507.

［18］Rembowska AME，Cook M，Hoskin PJ，et al. The stepping source dosimetry system as an extension of the manchester system. Radiother Oncol，1996，39：25-25.

［19］侯朝华，霍彬，宋杨．组织间近距离放射性粒子植入治疗肿瘤的进展．国际放射医学核医学杂志，2015，39：348-351.

［20］霍彬，柴树德，张国强，等．三维直角坐标 CT 连床式放射性粒子微创自控定位装置 Three-dimensional Cartesian coordinate ct bed radioactive particles even minimally controlled positioning device：CN201320831570.6.［2016-04-15］.

［21］杨帆，郑宏．3D 打印技术在心血管病中的应用．心血管外科杂志（电子版），2015，2：41-44.

［22］徐步光，李丹荣，宁锐剑．3D 打印技术在口腔种植领域的应用及对牙科工业发展的革命性影响．中国医疗器械信息，2015，8：13-18.

［23］吴超，谭伦，林旭，万盛钰．3D 打印个体化定位导板与计算机导航系统治疗颈椎骨折脱位的疗效比较．四川医学，2015，4：452-455.

［24］姜良海，谭明生，董亮．3D 打印导板在脊柱置钉中的应用研究进展．中国矫形外科杂志，2015，23：908-911.

［25］Huang MW，Liu SM，Zheng L，et al. A digital model individual template and CT-guided ^{125}I seed implants for malignant tumors of the head and neck. J Radiat Res，2012，53：973-977.

［26］Goldstraw P，Crowley J，Chansky K，et al. The IASLC Lung Cancer Staging Project：proposals for the revision of the TNM stage groupings in the forthcoming（seventh）edition of the TNM Classification of malignant tumours. J Thorac Oncol，2007，2：706-714.

［27］Goldstraw P，Chansky K，Crowley J，et al. The IASLC Lung Cancer Staging Project：proposals for revision of the tnm stage groupings in the forthcoming（eighth）edition of the TNM classification for lung cancer. J Thorac Oncol，2016，11：39-51.

［28］van't Riet A，Mak AC，Moerland MA，et al. A conformation number to quantify the degree of conformality in brachytherapy and external beam irradiation：application to the prostate. Int J Radiat Oncol Biol Phys，1997，37：731-736.

［29］ Saw CB，Suntharalingam N. Quantitative assessment of interstitial implants. Int J Radiat Oncol Biol Phys，1991，20：135-139.

［30］ 黄骞. 放射性粒子植入治疗非小细胞肺癌的研究进展. 肿瘤研究与临床，2014，26：788-791.

［31］ 杜峰，闫小燕，李兆栋，et al. CT 导引经皮穿刺植入[125]I 粒子治疗肺转移瘤（附 15 例报告）. 医学影像学杂志，2013，23：1223-1227.

［32］ 梁吉祥，柴树德：应用放射性（125）I 粒子植入治疗非小细胞肺癌. 医学综述，2006，12：619-621.

［33］ Chen A，Galloway M，Landreneau R，et al. Intraoperative ^{125}I brachytherapy for high-risk stage I non-small cell lung carcinoma. Int J Radiat Oncol Biol Phys，1999，44：1057-1063.

［34］ Watanabe H，Okada M，Kaji Y，et al. New response evaluation criteria in solid tumours-revised RECIST guideline（version 1. 1）］. Gan To Kagaku Ryoho，2009，36：2495-2501.

［35］ Smith RP，Schuchert M，Komanduri K，et al. Dosimetric evaluation of radiation exposure during I-125 vicryl mesh implants：implications for ACOSOG z4032. Ann Surg Oncol，2007，14：3610-3613.

［36］ Smathers S，Wallner K，Korssjoen T，et al. Radiation safety parameters following prostate brachytherapy. Int J Radiat Oncol Biol Phys，1999，45：397-399.

［37］ Michalski J，Mutic S，Eichling J，et al. Radiation exposure to family and household members after prostate brachytherapy. Int J Radiat Oncol Biol Phys，2003，56：764-768.

［38］ 中华人民共和国卫生部. 临床核医学放射卫生防护标准：GBZ 120-2006. 北京：中国标准出版社，2006.

［39］ 中华人民共和国卫生部. 放射性粒子植入治疗技术管理规范（试行）. 中国药房，2010，21：764.

第九章　3D 打印模板指导粒子植入治疗复发宫颈癌

第一节　概　　述

宫颈癌是来源于宫颈上皮的恶性肿瘤，宫颈癌是女性第四位常见肿瘤[1]。根据卫生组织 2012 年统计，全球宫颈癌每年新发病例数近 52.8 万，并伴随着每年 26.6 万的患者死亡。超过 85% 的患者集中在发展中国家，我国每年有超过 13 万新发宫颈癌病例[2]。超过 3/4 的宫颈癌复发于首次治疗后的 2 年以内。已明确的独立预后因素包括 FIGO 分期、肿瘤大小、淋巴结转移、脉管浸润和术后残留。FIGO ⅡB 期的 5 年复发率大约为 23%，Ⅲ期提升至 42%，ⅣA 期则高达 74%[3]。广泛性子宫切除术后的患者中，肿瘤直径<2cm 复发率只有 1.2%，而≥2cm 的患者则有 21% 的复发[4]。联合应用 HPV 检测和细胞学检查也可以明显降低浸润性宫颈癌的发病率。

虽然宫颈癌早期诊断后可以治愈，但绝大部分患者诊断时多为 FIGO ⅠB2 ~ ⅣA 期。标准的根治方法是外放疗辅以顺铂为基础的同步化疗，同时结合近距离腔内治疗。一项 121 例宫颈癌患者根治性切除术后的研究中，中位复发时间 28.4 个月（1.2 ~ 129.9 个月），106 例可评价疗效患者 46.3% 出现局部复发[5]；另一项 120 例 FIGO 分期 ⅠB ~ ⅡA 期宫颈癌患者行根治性切除辅助外放疗复发研究显示 42% 出现复发，其中 70% 局部复发，中位局部复发时间 19 个月（6 ~ 120 个月）[5]。对于局部复发患者，再行放疗容易出现严重并发症，而化疗的疗效相对有限。手术包括盆腔廓清术（pelvic exenteration，PE）、盆腔外转移复发切除术和姑息性手术，但术中风险极高，且术后生存质量差、生存时间短。Kitagawa R 等[6]报道一项多中心 Ⅱ 期临床研究使用紫杉醇和卡铂治疗复发或局部进展期宫颈癌，结果显示 ORR 为 59.9%，CR 5 例，13%；中位反应时间 5.2 个月；无进展生存期和总生存期分别为 5.3 个月和 9.6 个月。Downs LS Jr 等[7]报道了另一项 3 药联合方案治疗复发宫颈癌的 Ⅱ 期临床研究，共纳入 28 例患者，可评价疗效 21 例，全组客观有效率 33%（7 例中 4 例 CR，3 例 PR），全组总生存期 10 个月，中位无进展生存期 5 个月。以顺铂为基础的同期放化疗明显改善了早期宫颈癌的局部控制率，延长了总生存期，但对于晚期特别是经综合治疗后局部未控制或复发转移的宫颈癌患者，这种标准治疗模式仍显不足[8]。对于复发宫颈癌可改变同期放化疗中放疗的方式,从剂量学和临床证据显示宫颈癌采用调强放射治疗(IMRT)较三维适形放射治疗(3D-RT)可以减少胃肠道及血液学毒性,通过提升放疗剂量改善预后[9]。但不论 IMRT 或 3D-CRT 均为外放疗模式,直肠和膀胱的剂量限制了外放疗疗效。

放射性[125]I 粒子影像引导组织间植入治疗复发宫颈癌是近距离治疗复发宫颈癌方法之一。由于放射性[125]I 粒子物理特性,可以保证肿瘤区域的高剂量,同时减少对周围正常组织直肠和膀胱的损伤,简便易行。国外相关报道较少,国内王军业等[10]报道了 16 例复发宫颈癌患者行放射性[125]I 粒子组织间植入治疗,匹配周边剂量 110 ~ 160cGy,临床有效率 62%,6 个月、1 年、2 年生存率分别为70.1%、47.1%、29.4%,中位生存期 12 个月,未见放射损伤的并发症。彭小星等[11]报道 60 例复发宫颈癌患者分别行 CT 引导放射性[125]I 粒子植入和常规MVP 方案化疗,结果粒子植入组 1 年、3 年、5 年生存率优于化疗组。初步临床研究结果表明放射性[125]I 粒子影像引导组织间植入治疗复发宫颈癌安全、有效。

第二节　临床分期与治疗原则

一、分期

根据最新的 2015 年 NCCN 宫颈癌临床实践指南,宫颈癌分期仍采用 FIGO2009 年临床分期,2009 年的临床分期将 ⅡA 期分为 ⅡA1 期(直径≤4cm)和 ⅡA2 期(直径>4cm)。脉管间隙侵犯(LVSI)并不改变 FIGO 分期。MRI、CT、PET-CT 有助于制订治疗计划,但不改变原来的分期。手术分期尚未引入分期中。怀疑膀胱或直肠侵犯时应用膀胱镜或直肠镜。

二、治疗原则

1. ⅠA1 期的初始治疗无脉管间隙受侵保留生育功能者可行锥切,不保留生育功能者可行单纯子宫切除术后随访,无需行术后辅助治疗;ⅠA1 期的初始治疗脉管间隙浸润者,锥切加腹腔镜下盆腔前哨淋巴结(SLN)显影和淋巴结切除。

2. 根治性子宫切除术加双侧盆腔淋巴结切除术是 ⅠA2、ⅠB1、ⅡA1 期不保留生育功能患者首选的治疗方法;经阴道根治性宫颈切除加腹腔镜下淋巴结切除用于经仔细筛选的 ⅠA2、ⅠB1 期病灶直径≤2cm 需要保留生育功能的患者。术后给予盆腔放疗+近距离放疗。

3. ⅠB2 和 ⅡA2 期初始治疗选择广泛子宫切除术+盆腔淋巴结切除+主动脉旁淋巴结取样,术后病理无淋巴结转移但存在中高危因素者(新增中危因素:肿瘤较大、侵犯宫颈间质、脉管间隙阳性）给予盆腔放疗±顺铂同期化疗；术后病理淋巴结转移和（或）切缘阳性和（或）宫旁浸润需补充盆腔放疗+顺铂同期化疗±阴道近距离放疗。对于ⅠB2和ⅡA2期治疗可以按照上述推荐方法，也可参照ⅡB期、ⅢA期、ⅢB期、ⅣA期推荐的治疗方法。

第三节　粒子植入治疗适应证与剂量学参数

（一）复发宫颈癌放射性粒子植入治疗适应证

1. 病理证实为复发恶性肿瘤。
2. 无法手术/再手术，无法放疗/再放疗的患者；不耐受手术/放疗患者；不接受手术/放疗的患者。
3. 直径<7cm（若体积较大，但预计肿瘤缩小可提高生存质量，也可酌情处理）。
4. 有合适的穿刺路径。
5. 无穿刺禁忌证。
6. 身体一般情况可（KPS>70分）和重要脏器功能可耐受放射性粒子植入。
7. 预计生存时间超过6个月 。

（二）剂量学参数

必须符合 AAPM 的相关要求。^{125}I 粒子活度：0.5 ~ 0.7mCi，处方剂量：110 ~ 150Gy。

第四节　3D 打印模板指导粒子植入治疗技术流程

放射性粒子植入治疗肿瘤，包括适应证的选择、治疗计划的审核实施、插入植入针、植入粒子、术后计划验证等每一步骤都有严格的操作规范，必须符合AAPM 的相关要求。北京大学第三医院目前治疗技术流程见图 9-1。

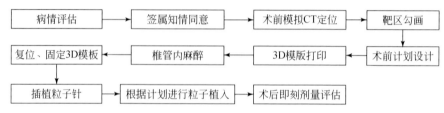

图 9-1　3D 打印模板指导粒子植入治疗复发子宫颈癌

（一）病情评估

重点包括适应证、禁忌证。其他尚包括病例的一般情况，如体位、穿刺路径、风险、预期效果；特殊情况，如术前特殊准备、辅助固定器（图 9-2）、造影剂过敏、抗凝药应用等。

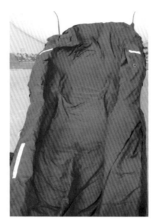

图 9-2　真空垫定位实现个体化

（二）签署知情同意书

（三）术前模拟 CT 定位

填写定位申请单（图 9-3）。

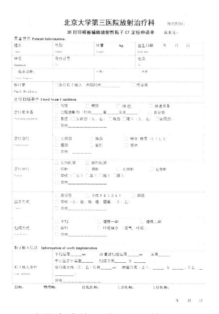

图 9-3　定位申请单（详细记录体位固定信息）

1. 定位前准备

（1）指导患者手术体位练习。

（2）根据具体情况备皮、留置导尿管等。

（3）体位固定器的预选择：真空垫。

2. 模拟 CT 扫描（图 9-4）

（1）体位固定。

（2）CT 平扫（建议没有特殊情况下采取增强扫描），建议采用 PET-CT/MRI 等图像融合确定靶区边界。

（3）确定肿瘤范围、定位针位置。建议选择肿瘤最大层面上，肿瘤中心垂直对应的皮肤点作为定位针标记点。必要时头尾向可增加定位针。

（4）根据激光，体表画出进床、升床、左右激光线。体位固定器上标记激光标记。

（5）标记体表金属标记。

（6）复扫 CT（有必要建议增强扫描）。

（四）靶区勾画及制订治疗计划

1. 传输定位 CT 图像及相关影像资料至计划系统。

2. 勾画靶区及危及器官。

3. 医师和物理师共同进行计划设计（图 9-5）。

4. 两名医师审核计划。

（五）打印 3D 个体化模板及术前计划（图 9-6，图 9-7）

根据术前计划打印模板，标记激光径线、针标号。

（六）手术过程

1. 复位　包括术前定位体位的拟合及 3D 个体化模板的拟合（图 9-8）。

（1）参照体表与体位固定器表面激光标记摆位。

（2）调整 3D 模板位置：插入固定针（建议 3 根针或以上），CT 扫描，确定位置重复较好。

（3）将植入针置入引导柱。增强扫描，根据针的伪影判断穿刺路径是否会伤及大血管和神经。

2. 插入植入针（适度进针，预定深度 3～5cm（图 9-9）。复扫 CT 调整并确定植入针位置（图 9-10）。

3. 按照术前计划进行粒子植入（图 9-11）。

4. 复扫 CT，确定粒子分布情况（图 9-12）。

（七）术后剂量验证并出具报告

1. 术后 CT 图像传至计划系统。

2. 勾画靶区及危及器官，GTV 建议术前靶区拷贝至术后 CT，以减少勾画靶区误差。

3. 拾取粒子，计算靶区及危及器官剂量，并出具术后 TPS 报告。

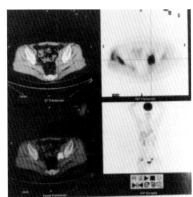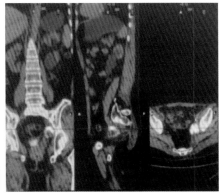

图 9-4　局部复发病灶 PET-CT 图像

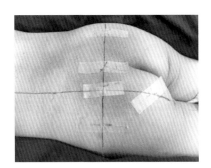

图 9-5　患者定位固定

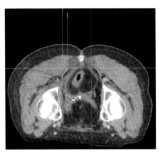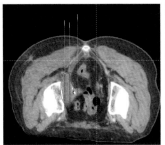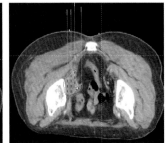

图 9-6　增强 CT 扫描，层厚 5mm。根据扫描图像所示肿瘤位置，选择固定针参考平面，确定固定针位置，X、Y 和深度。申请单上记录。

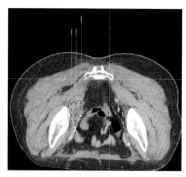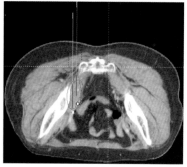

图 9-6（续） 增强 **CT** 扫描，层厚 **5mm**。根据扫描图像所示肿瘤位置，选择固定针参考平面，确定固定针位置，**X**、**Y** 和深度。申请单上记录。

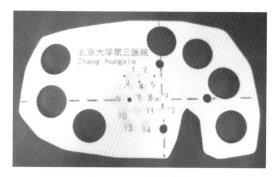

图 9-7　**3D 打印模板**

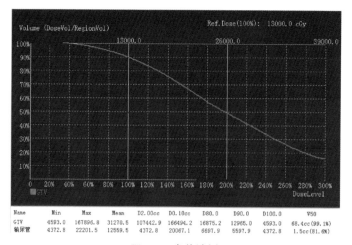

图 9-8　**术前计划**

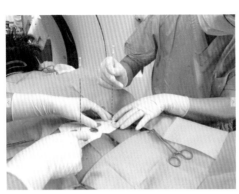
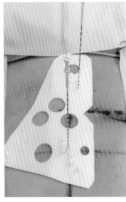

图 9-9　复位、调整模板位置，与术前计划吻合

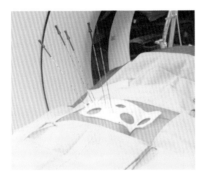
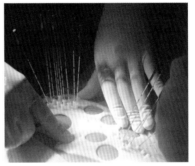

图 9-10　穿刺针植入

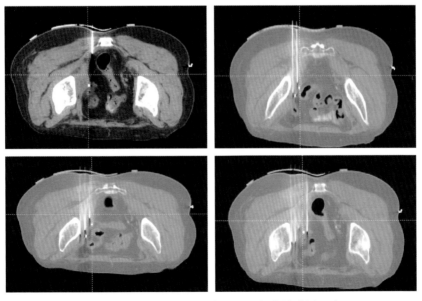

图 9-11　复扫 CT 确定穿刺针位置与术前计划一致

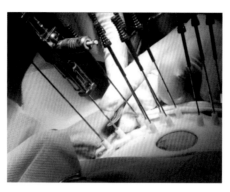

图 9-12　粒子植入

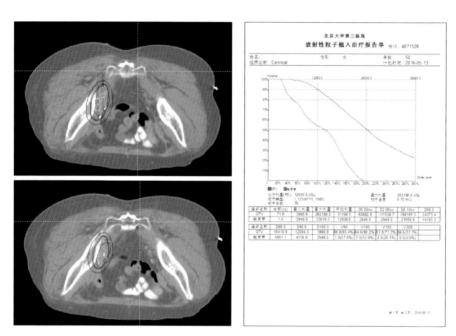

图 9-13　术后扫描，进行剂量学评估

第五节　注意事项

　　放射性粒子组织间植入治疗宫颈癌应注意粒子与血管、神经和肠管的距离，尤其是放疗后复发的患者。白静等报道[12]超声引导经阴道粒子植入，安全简单易行，未发现粒子治疗的相关不良反应。李俊勇等采用CT引导下放射性[125]I粒子组织间植入治疗复发宫颈癌随访期间未发现粒子游走、膀胱-阴道瘘、直肠-阴道瘘、直肠纤维化、肺动脉栓塞、局部出血、感染等并发症发生。

（江　萍　王俊杰）

参考文献

［1］ Vici P, Mariani L, Pizzuti L, et al. Emerging biological treatments for uterine cervical carcinoma. Cancer, 2014, 5（2）：86-97.

［2］ International Agency for Research on Cancer. Cervical cancer estimated incidence, mortality and prevalence worldwide in 2012. Geneva：World Health Organization：2012. http：// globocan. iarc. fr/Pages/fact _ sheets _ cancer. aspx? Cancer ＝cervix.

［3］ Perez CA, Grigsby PW, Nene SM, et al. Effect of tumor size on the prognosis of carcinoma of the uterine cervix treated with irradiation alone. Cancer, 1992, 69：2796-2806.

［4］ Marchiole P, Buenerd A, Benchaib M, et al. Clinical significance of lymphovascular space involvement and lymph node micrometastases in early-stage cervical cancer：a retrospective case-control surgico-pathological study. Gynecol Oncol, 2005, 97（3）：727-732.

［5］ Sobhan F, Sobhan F, Sobhan A. Recurrence of cancer cervix in patients treated by radical hysterectomy followed by adjuvant external beam radiotherapy. Bangladesh Med Res Counc Bull, 2010, 36（2）：52-56.

［6］ Kitagawa R, Katsumata N, Ando M. A multi-institutional phase II trial of paclitaxel and carboplatin in the treatment of advanced or recurrent cervical cancer. Bangladesh Med Res Counc Bull, 2010, 36（2）：52-56. Gynecol Oncol, 2012, 125（2）：307-311.

［7］ Downs LS Jr, Chura JC, Argenta PA. Ifosfamide, paclitaxel, and carboplatin, a novel triplet regimen for advanced, recurrent, or persistent carcinoma of the cervix：a phase II trial. Gynecol Oncol, 2011, 120（2）：265-269.

［8］ Hymel R, Jones GC, Simone CB. Whole pelvic intensity-modulated radiotherapy for gynecological malignancies：A review of the literature. Crit Rev Oncol Hematol, 2015, 1（3）：21-22.

［9］ Liu SP, Huang X, Ke GH, et al. 3D radiation therapy or intensity-modulated radiotherapy for recurrent and metastatic cervical cancer：the Shanghai Cancer Hospital experience. PLoS One, 2012, 7（6）：e40299.

［10］ 王军业，韩磊，孙立军，等，放射性^{125}I粒子组织间植入治疗复发宫颈癌. 医学影像学杂志, 2013, 23（8）：1265-1267.

［11］ 彭小星. CT引导下放射性^{125}I粒子组织间植入治疗复发宫颈癌的疗效. 中国妇幼保健, 2012, 35：5819-5820.

［12］ 白静，王俊杰，修典荣，等，术中超声引导放射性^{125}I粒子组织间植入治疗局部晚期胰腺癌. 中国微创外科杂志, 2006, 5：356-358.

第十章　3D打印模板指导粒子植入治疗盆腔复发直肠癌

第一节　概　　述

结直肠癌发病率在美国恶性肿瘤中列第4位，死亡率列第2位[1]。远处转移及局部复发是其治疗失败的主要方式。随着肿瘤的早期诊断、辅助性放化疗的开展及TME手术的应用，直肠癌术后局部复发率由既往30%~40%下降至15%左右。其中多数局部复发发生于2年以内。

直肠癌局部复发最常见症状为疼痛（40%~80%）、出血。疼痛有时向下肢放射，该疼痛一般为坐骨神经受侵，多提示不能手术切除。出血可为便血或阴道出血。此外局部复发的临床症状和体征由于手术方式不同而有所差异（腹会阴联合切除或保肛手术）。如保肛手术复发主要表现为排便习惯改变，如血便和（或）便秘、大便变细。肛门指诊或双合诊可以发现肿物或坚硬固定组织，与术后改变难以区别。腹会阴联合切除术肿块一般无法触及。有的患者可出现下肢水肿。部分学者依据伴发症状或者复发部位对局部复发进一步分类。如根据有无症状及是否伴有疼痛，分为：S0：无症状；S1：有症状但无疼痛；S2：有疼痛症状[2]。Mayo Clinic根据复发的部位（前、骶、左、右）、复发肿瘤数量（F0~F3）及与周围器官关系来分类[3]。Wanebo等将肠腔内复发定义为TR1、TR2；吻合口周围复发，局限周围浸润为TR3；侵及周围器官及骶前组织侵犯为TR4；侵及骶骨或盆壁为TR5[4]。美国纪念斯隆-凯特琳癌症中心（Memorial Sloan-Kettering Cancer Center，MSKCC）则针对复发部位分为中央、前部、后部及侧部，其划分更加细致[5]。

直肠癌局部复发的诊断常根据：①病史、症状及体征，如早期骶神经丛刺激症状（疼痛，排便习惯改变），保肛术后的肛门指诊，女性患者阴道检查等。②结合影像学检查，如CT、MRI、PET/CT、腔内超声内镜等。③病理活检证实。但因为部分病例活检困难，给病理诊断带来困难。多数学者采用如下至少一项作为主要诊断标准：①病理证实复发；②查体病变进行性增大；③邻近骨组织破坏；④PET/CT异常高代谢表现。及以下至少一项为次要标准：①复查CT或MRI病变增大；②侵犯邻近器官；③血清肿瘤标记物进行性增高；④超声内镜、CT或MRI典型改变。

直肠癌局部复发治疗手段有限，多数疗效不理想。主要包括手术治疗、同步放化疗±手术治疗、手术+术中放疗、近距离放疗等。具体治疗方案的选择取决于患者的病变范围、原发手术类型、既往是否接受过放疗、身体一般状况等。

第二节　临床治疗原则

一、直肠癌分期

美国癌症联合委员会（AJCC）/国际抗癌联盟（UICC）结直肠癌 TNM 分期系统（2010 第七版）见表 10-1、表 10-2。

表 10-1　T、N、M 定义

原发肿瘤（T）	
Tx	原发肿瘤无法评价
T0	无原发肿瘤证据
Tis	原位癌：局限于上皮内或侵犯黏膜固有层[a]
T1	肿瘤侵犯黏膜下层
T2	肿瘤侵犯固有肌层
T3	肿瘤穿透固有肌层到达浆膜下层，或侵犯无腹膜覆盖的结直肠旁组织
T4a	肿瘤穿透腹膜脏层[b]
T4b	肿瘤直接侵犯或粘连于其他器官或结构[b,c]
区域淋巴结（N）	
Nx	区域淋巴结无法评价
N0	无区域淋巴转移
N1	有 1~3 枚区域淋巴结转移
N1a	有 1 枚区域淋巴结转移
N1b	有 2~3 枚区域淋巴结转移
N1c	浆膜下、肠系膜、无腹膜覆盖结肠/直肠周围组织内有肿瘤种植（TD，tumor deposit），无区域淋巴结转移
N2	有 4 枚以上区域淋巴结转移
N2a	4~6 枚区域淋巴结转移
N2b	7 枚及更多区域淋巴结转移

续表

远处转移（M）	
M0	无远处转移
M1	有远处转移
M1a	远处转移局限于单个器官或部位（如肝、肺、卵巢、非区域淋巴结）
M1b	远处转移分布于一个以上的器官/部位或腹膜转移

表 10-2　解剖分期/预后组别

期别	T	N	M	Dukes[*]	MAC[*]
0	Tis	N0	M0		
I	T1	N0	M0	A	A
	T2	N0	M0	A	B1
IIA	T3	N0	M0	B	B2
IIB	T4a	N0	M0	B	B2
IIC	T4b	N0	M0	B	B3
IIIA	T1～T2	N1/N1c	M0	C	C1
	T1	N2a	M0	C	C1
IIIB	T3～T4a	N1/N1c	M0	C	C2
	T2～T3	N2a	M0	C	C1/C2
	T1～T2	N2b	M0	C	C1
IIIC	T4a	N2a	M0	C	C2
	T3～T4	N2b	M0	C	C2
	T4b	N1～N2	M0	C	C3
IVA	任意 T	任意 N	M1a	—	—
IVB	任意 T	任意 N	M1b	—	—

注：cTNM 是临床 TNM 分期。pTNM 是病理分期。y 前缀代表接受新辅助后的再分期，如 ypTNM。病理完全缓解可以表示为 ypT0N0cM0，其预后类似于 0 或 I 期。r 前缀用于患者无瘤生存一段时间后，复发的再分期，如 rTNM。

[*] Dukes B 期包括预后较好（T3N0M0）和预后较差（T4N0M0）两类患者，Dukes C 期也同样（任何 TN1M0 和任何 TN2M0）。MAC 是 Astler-Coller 分期的改良分期。

[a]Tis 包括肿瘤细胞局限于腺体基底膜（上皮内）或黏膜固有层（黏膜内），未穿过黏膜肌层到达黏膜下层。

[b]T4 的直接侵犯包括穿透浆膜侵犯其他肠段，并得到镜下诊断的证实（如盲肠癌侵犯乙状结肠），或者位于腹膜后或腹膜下肠管的肿瘤，穿破肠壁固有基层后直接侵犯其他脏器或结构，例如降结肠后壁的肿瘤侵犯左肾或侧腹壁，或者中下段直肠癌侵犯前列腺、精囊腺、宫颈或阴道。

[c]肿瘤肉眼上与其他器官或结构粘连则分期为 cT4b。但是，若显微镜下该粘连处未见肿瘤存在则分期为 pT3。V 和 L 亚分期用于表明是否存在血管和淋巴管浸润，而 PN 则用以表示神经浸润（可以是部位特异性的）。

二、直肠癌治疗原则

直肠癌的治疗是以外科手术为主的综合治疗，包括手术、放疗、化疗及靶向治疗等。

1. 早期直肠癌，可单纯手术治疗，术后不需要辅助放化疗。

2. 术前临床分期为 Ⅱ、Ⅲ 期直肠癌，建议予同步放化疗后行手术治疗，术后辅助化疗。术前未行同步放化疗者，术后分期为 Ⅱ、Ⅲ 期直肠癌者，行术后同步放化疗后，再行辅助全身化疗。可根据 KRAS 等基因检测结果，考虑是否联合靶向治疗。

3. 晚期直肠癌（Ⅳ期），以全身化疗为主。对于寡转移Ⅳ期直肠癌，仍可考虑新辅助治疗后局部手术切除。

三、术后复发直肠癌的治疗原则

直肠癌术后失败包括盆腔局部复发及远处转移。远处转移治疗原则参照Ⅳ期直肠癌，本文主要讨论术后局部复发直肠癌的治疗。

直肠癌局部复发治疗主要包括手术、同步放化疗±手术治疗、手术+术中放疗、近距离放疗等。具体治疗方案的选择取决于患者的病变范围、原发手术类型、既往是否接受过放疗、身体一般状况等。至于在具体情况下，选择何种方案，目前尚未有一致的看法。一般对于孤立的盆腔内复发，手术切除有可能保留肠、膀胱括约肌等神经功能且身体状况好、无合并症的患者，可考虑再手术切除，可获得相对较好的生存率。R0 切除为最重要的预后因素。对于复发病变盆腔内浸润范围广泛的患者，再手术难度大，有一定的围术期死亡率和并发症发生率，且 R0 切除率低。一般给予放化疗，姑息减轻症状效果明显。

对于直肠癌术后局部复发，是否应给予再次手术，手术切除范围、手术适应证选择等，目前观点尚未统一。准确判断局部复发病灶的大小和浸润程度，对决定是否手术切除复发病灶、选择何种手术、联合切除哪些脏器、如何选择恰当的综合治疗等有十分重要的意义。

因局部复发的异质性，文献报道很难有统一标准，关于再手术的适应证及禁忌证，多数学者认为，符合下列条件者可以考虑手术：①孤立的吻合口周围或会阴部复发；②肿瘤侵及邻近器官如膀胱、前列腺或阴道；③后位肿瘤黏附或侵及骶骨远端（S2 以下）；④无侧盆壁、上位骶骨、盆腔神经侵犯；⑤无肾盂积水等输尿管累及征象。而下列条件之一者为禁忌证：①骨盆外转移；②肿瘤固定于侧盆壁或冰冻骨盆（除非接受术前放疗）；③侵及坐骨神经而致的大腿疼痛；④双侧输尿管梗阻；⑤单侧的大腿肿胀；⑥静脉梗阻；⑦S2 以上骶骨受侵；⑧小肠多襻肠管受侵[6-9]；有报道挽救手术 R0 切除率为 30% ～40%[8,10]，中位生存期为 10～25 个月，R0 切除术后 13.5～15 个月内局部再复发率为 33%～48%。

直肠癌术后局部复发，既往无盆腔放疗史患者，可以考虑盆腔放疗±同步化疗±挽救性手术治疗。既往盆腔有放疗史患者，考虑到术后血运破坏，放射剂量累积，小肠耐受剂量限制等因素，手术或放疗均十分棘手。再放疗无论是放疗剂量还是放疗方法都有一定难度。美国肯塔基医学院 Mohammed 等对 103 例复发病例给予姑息性再程放疗。患者既往均有放疗史，剂量 30～74Gy（中位剂量50.4Gy）。再程放疗剂量 15～49.2Gy（中位剂量：34.8Gy），其中 43 例超分割30.0Gy，60 例常规分割 30.6Gy，缩野追量 6.0～20Gy，放疗同时予 5-Fu，每天200～300mg/m^2 化疗增敏。两次放疗总累积剂量 70.6～108Gy（中位剂量：85.8Gy）。手术探查 41 例，34 例手术切除，7 例无法切除。症状缓解显著，在完全缓解率、总有效率、姑息效果中位持续时间、姑息治疗效果维持率（至死亡）、出血分别为 100%，100%，10 个月，80%，疼痛分别为，55%、83%、9个月、33%，肿块缩小分别为 25%、88%、8 个月、20%。全组中位生存期 12个月，2 年、3 年生存率分别为 25%、14%。再程放疗期间较为常见的急性反应为皮肤损伤，中度腹泻（1～2 度），23 例（22%）由于严重腹泻和（或）3 度皮肤损伤放疗短时中断，15 例不能继续放疗，6 例（6%）4 度腹泻。晚反应：18 例（17%）3 度腹泻，15 例（15%）肠梗阻，4 例肠瘘，2 例皮肤溃疡，无出血性膀胱炎。长期合并症与再程放疗剂量、累积放射量、手术无明显相关，而与放疗分割方式（常规分割与超分割，$P<0.05$）和两次放疗间隔（2 年内与 2 年以上，$P=0.0001$）有关。超分割和 2 年以上放疗间隔者，长期合并症低。全组总的 5 年生存率和中位生存期分别为 19%、26 个月，单独放化疗组分别为 15%、14 个月。影响生存率的主要因素有 KPS 评分、再程放疗剂量、手术再切除，而分割方式、无瘤生存时间、累积量则无明显相关。直肠癌术后复发再程放疗的主要剂量限制器官是小肠，再程放疗仍是一个较有效的方法，尤其是采用超分割放疗可以降低晚反应的发生。姑息减症效果明显，但生存率仍不高。

美国麻省总医院及梅奥医学中心早期数据提示，术中放疗可以增加局部晚期和局部复发直肠癌的总生存率，降低局部复发率。但最新文献未显示其优势。杜克大学的一组数据提示术中放疗不良反应明显增加。目前尚缺少随机临床试验。最近一个系统回顾分析提示术中放疗对局部晚期及局部复发直肠癌的优势尚不明确。

早在 20 世纪 80 年代末，美国 MSKCC 应用术中植入^{125}I 粒子治疗局部复发直肠癌，共 36 例，中位生存期 27 个月，4 年生存率 25%，局部失败率 22%。20世纪 90 年代，美国 Martinez-Monge 等应用^{125}I 粒子治疗局部复发直肠癌 29 例，5例联合植入后外放疗，1、2 和 4 年局部控制率分别为 38%、17% 和 17%，中位局部进展时间 11 个月，1、2 和 4 年生存率分别为 70%、35% 和 21%。国内学者对^{125}I 粒子治疗局部复发直肠癌进行了积极的探索，并取得了较好的临床效果。北京大学第三医院王俊杰等采用 CT 引导技术，对直肠癌盆腔局部复发行放射性粒子植入治疗。其 1、2 年局部控制率分别为 16.2%、8.1%。1、2 年生存率分别为 42.9%、10.7%。姑息止痛效果明显。该文献为 NCCN 指南所引用，将放射性粒子植入治疗作为直肠癌局部复发治疗手段之一进行推荐[1]。

第三节　粒子植入治疗适应证与剂量学参数

一、适应证

1. 无法手术治疗的局部复发病例
（1）外科评估不能达到 R0 切除患者。
（2）患者不能耐受手术。
（3）患者不接受手术治疗。
2. 无法行外放疗
（1）既往盆腔放疗史，无法足量放疗。
（2）不耐受或不接受外放疗。
3. 外放疗后肿瘤残存，放射性粒子可作局部补量手段。化疗后肿瘤残存，放射性粒子可作为挽救性治疗手段。
4. 全身寡转移合并局部复发的姑息性治疗。
5. 存在合适的经皮穿刺路径。

二、禁忌证

1. 一般情况差，预计生存时间小于 3 个月。
2. 严重肝肾功能异常。
3. PLT 低或凝血功能差，穿刺出血风险高者。
4. 存在麻醉禁忌证。
5. 复发部位及预计穿刺部位合并活动性感染者。
6. 复发累及邻近膀胱、阴道，发生膀胱瘘、阴道瘘风险较高者，为相对禁忌证。

三、粒子植入治疗剂量学参数

1. 推荐剂量　根据 AAPM TG-43 结论及国外、国内经验，推荐复发肿瘤靶区

剂量 D_{90} 为 140 ~ 160Gy。作为外放疗局部补量手段，推荐粒子处方剂量不低于 120Gy。

2. 推荐 ^{125}I 粒子活度　0.6 ~ 0.7mCi。

第四节　3D 打印模板指导粒子植入治疗技术流程

一、术前模拟 CT 定位

1. 术前讨论　再次明确适应证，评估手术安全和难度，确定穿刺体位、穿刺路径。

2. 定位前准备

（1）手术体位练习：训练患者俯卧位。

（2）根据具体情况准备工作：禁食、备皮、肠道准备、肠道造影、OB 栓、膀胱充盈状态。必要时予止咳、止痛等。建议排空膀胱，尤其采用仰卧位者。

（3）体位固定器的选择：真空垫。必要时联合定位膜等其他固定器。

3. 模拟 CT 扫描

（1）体位固定：选择便于进针的体位。

（2）CT 平扫：确定肿瘤范围。原则上选择最大层面，肿瘤中心垂直对应的皮肤点作为定位针标记点。

（3）体表标记：患者体表和体位固定器勾画进床、升床、左右激光线。手术需要局麻患者体表勾画出肿瘤体表轮廓。完成定位后进行体表金属标记（图 10-1）。

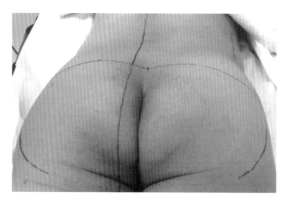

图 10-1　**CT 模拟定位及扫描，激光线定标志点**

（4）CT 增强扫描：体表标记与体内肿瘤坐标匹配。

二、术前计划设计

1. 传输定位 CT 图像及相关影像资料至计划系统。
2. 勾画靶区及危及器官。
3. 医师和物理师共同进行计划和 3D 模板设计（图 10-2，图 10-3）。
4. 两名医师审核计划。

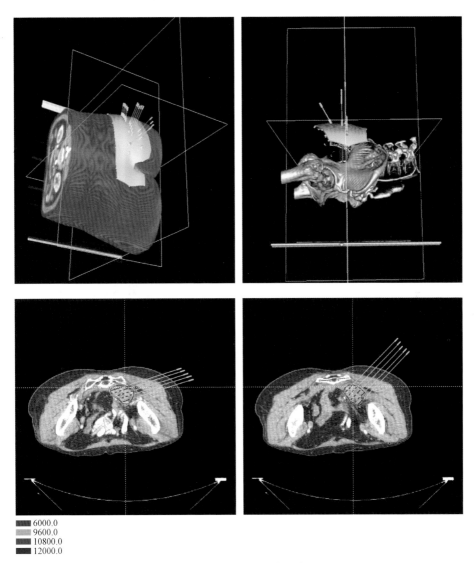

6000.0
9600.0
10800.0
12000.0

图 10-2　术前设计针道和计划

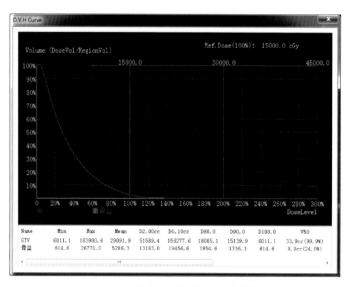

图 10-3 术前计划，明确处方剂量

三、3D 模板打印

根据术前计划打印模板，标记激光径线、针标号。检查预留引导柱的植入孔，保证通畅（图 10-4）。

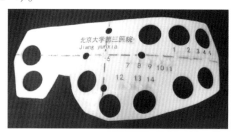

图 10-4 完成 3D 打印模板制作

四、粒子植入技术过程

1. 椎管内麻醉 预约麻醉，肠道准备，插导尿管。

2. 复位 参照体表与体位固定器表面激光标记摆位（图 10-5）。

3. 调整 3D 模板位置 插入固定针（建议 2~3 根），CT 扫描，确定位置重复性（图 10-6）。

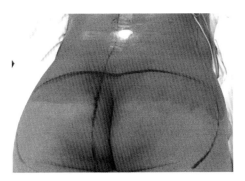

图 10-5　**CT 模拟机上复位**

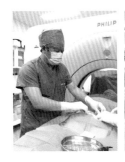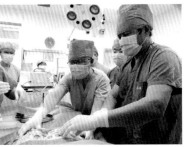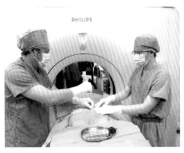

图 10-6　**放置模板和插植固定针**

4. 穿刺前行 CT 扫描　将植入针置入引导柱后增强扫描，根据针的伪影判断穿刺路径是否会伤及肠管、大血管和神经。

5. 插入植入针　适度进针，预定深度 3～5cm（图 10-7）。

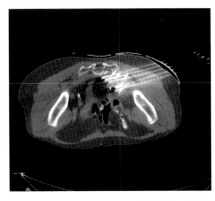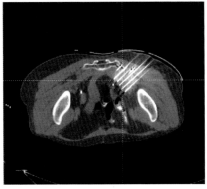

图 10-7　**粒子针全部插植完成**

6. 穿刺中 CT 扫描　复扫 CT 确定植入针位置，根据术中计划调整进针方向及深度。

7. 放射性粒子植入　按照术前计划和术中优化进行放射性粒子植入。（图10-8，图 10-9）

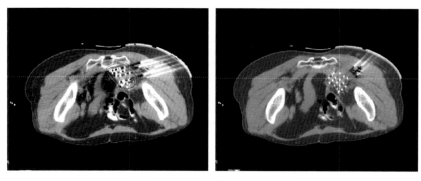

图 10-8　CT 扫描验证粒子位置

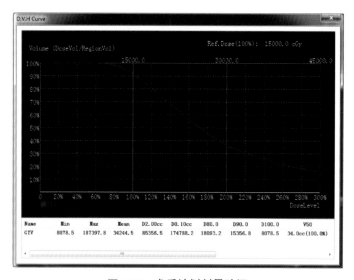

图 10-9　术后计划剂量验证

8. 复扫 CT　确定粒子分布情况。

五、术后剂量验证并出具报告

术后 CT 图像传至计划系统，勾画靶区及危及器官后进行术后剂量验证并出具报告（图 10-10）。

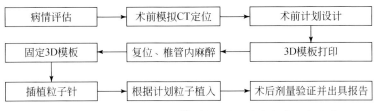

图 10-10　**3D 打印模板指导^{125}I 粒子植入治疗复发子直肠癌**

第五节　注意事项

一、适应证的把握

建议多学科协作形式讨论病例，严格把握放射性粒子植入治疗直肠癌盆腔局部复发适应证。合理应用该技术。

二、术前、术后计划

术前计划可以预判放射性粒子的活度、数量，初步判断肿瘤剂量及周围危及器官剂量，从而指导治疗，规避风险。术后计划，为对该治疗真实的评价，可以计算出肿瘤剂量及周围危及器官剂量，为后续治疗提供依据。对于肿瘤与膀胱、肠管等空腔脏器边界不清者，尽量选择较低活度粒子，并与上述危及器官保持适度的距离。

三、围术期处理

术前严格按照相关规范行血常规、凝血等检查。常规行术前肠道准备，必要时肠道造影。向患者说明操作步骤，取得患者配合。对于已累及输尿管或与输尿管边界欠清者，先行输尿管支架置入治疗，支架术中显示输尿管位置，避免粒子伤及输尿管。疼痛处理，因操作过程多采用椎管内麻醉，多数仅表现为术后轻度疼痛，不需特殊处理或予临时止痛药物。

四、操作技术的改进

盆腔局部复发，多与膀胱、肠管、血管、神经等毗邻。操作过程中，穿刺针尽量避免危险器官。植入针需采用钝性操作，后退针芯等确保进针安全。对于特殊部位的复发病例，需不断改进进针路径或方法等。

五、粒子植入相关并发症及处理

插植相关并发症包括出血、感染、疼痛等。穿刺伤及周围邻近器官（如血管、肠管、膀胱、神经等），严格把握适应证及技术操作流程，多可避免或症状轻微，不需特殊处理。

粒子植入后相关并发症文献报道，复发直肠癌放射性粒子植入后，肠瘘发生率约10%。根据北京大学第三医院经验，未发现肠瘘、尿瘘、血肿、明显放射性膀胱炎、肠炎等不良反应。考虑与术前严格把握适应证、术前模拟计划、围术期处理充分、术中 CT 精确引导等降低了不良反应的发生有关。病例样本数不够多也可能是原因之一。北京大学第三医院 10 例复发直肠癌病例中，不良反应轻微，不需特殊处理，无治疗相关死亡。

（王　皓　王俊杰）

参考文献

［1］National Comprehensive Cancer Network. NCCN clinical practice guidelines in oncology：rectal cancer. Version 1. Washington：National Comprehensive Cancer Network，2015.

［2］Tanis PJ，Doeksen A，van Lanschot JJ. Intentionally curative treatment of locally recurrent rectal cancer：a systematic review. Can J Surg，2013，56（2）：135-144.

［3］Mohiuddin M，Marks G，Marks J. Long-term results of reirradiation for patients with recurrent rectal carcinoma. Cancer，2002，95：1144-1150.

［4］Shoup M，Guillem JG，Alektiar KM，et al. Predictors of survival in recurrent rectal cancer after resection and intraoperative radiotherapy. Dis Colon Rectum，2002，45：585-592.

［5］Ferenschild FT，Vermaas M，Nuyttens JJ，et al. Value of intraoperative radiotherapy in locally advanced rectal cancer. Dis Colon Rectum，2006，49：1257-1265.

［6］Dresen RC，Gosens MJ，Martijn H，et al. Radical resection after IORT-containing multimodality treatment is the most important determinant for outcome in patients treated for locally recurrent rectal cancer. Ann Surg Oncol，2008，15：1937-1947.

［7］Turley RS，Czito BG，Haney JC，et al. Intraoperative pelvic brachytherapy for treatment of locally advanced or recurrent colorectal cancer. Tech Coloproctol，2013，17（1）：95-100.

［8］易福梅，王皓，袁慧书，等. CT 引导 125I 放射性粒子植入治疗局部复发性直肠癌的疗效分析. 中华放射医学与防护杂志，2014，34（1）：30-33.

［9］Wang Z，Lu J，Liu L，et al. Clinical application of CT-guided（125）I seed interstitial implantation for local recurrent rectal carcinoma. Radiat Oncol，2011，6：138.

［10］张亮，范卫君，黄金华，等. CT 导向下 125I 粒子植入治疗直肠癌术后局部复发. 中华医学杂志，2008，88（19）：1335-1338.

第十一章 3D 打印模板指导粒子植入治疗椎体转移癌

第一节 概　　述

骨继肺和肝组织之后，在实体肿瘤转移好发部位中列第三位。5%～10%的肿瘤患者在病程中会发生椎体转移。最常发生椎体转移的肿瘤是肺癌、前列腺癌和乳腺癌。这些患者中大多数接受以姑息疗法为主的放射治疗。放疗可以缓解疼痛、防止病理性骨折、阻止局部病变进展，且有可能恢复或逆转神经损伤[1]。骨转移癌往往导致骨相关事件（skeletal related event，SRE）的发生[2]，SRE的定义是：病理性骨折、脊髓压迫、因缓解骨痛或预防病理性骨折或脊髓压迫需要进行放疗、外科手术。骨转移瘤主要症状包括疼痛、高钙血症、病理性骨折、脊柱不稳和脊髓神经根压迫症状。

第二节 临床治疗原则

美国癌症治疗指南（NCCN 2016）建议：脊柱转移出现脊髓压迫时，应考虑外科手术+放疗、单纯放疗或初始化疗（对化疗敏感的肿瘤，如淋巴瘤、精原细胞瘤、骨髓瘤等）；未出现脊髓压迫时，如有椎体不稳定，应在内固定术后行放疗；椎体稳定时，可选择放疗（首选）或手术（选择性病例）+放疗或化疗（化疗敏感肿瘤）。放疗剂量推荐15-40Gy，1～15天完成[3]。单次与多次分割放疗对缓解骨痛同等有效（Ⅰ类证据，A级推荐），但单次复发率较高[4]。中国肺癌骨转移诊疗专家共识（2014版）指出[5]：体外放射治疗是肺癌骨转移姑息性放疗的首选方法，对经化疗和双膦酸盐治疗后仍无法缓解的顽固性疼痛、椎体不稳、即将发生病理性骨折和脊髓压迫症的患者（已有明显脊髓压迫症状者可先请神经外科确定有无手术指征），局部放疗可迅速有效地缓解骨破坏和软组织病变导致的疼痛[6]。

对于放疗后复发后的脊柱转移瘤，NCCN指南仍推荐再次手术或再次放疗。但由于脊髓耐受剂量的影响，脊柱或椎旁转移瘤的剂量往往难以提升[7-8]。放射性125I粒子植入治疗属于近距离放疗，其对周围组织损伤小，可以更好地在放疗后复发的椎体转移瘤中发挥作用。现已证明其对实体肿瘤的疗效，可作为复发脊柱和椎旁转移瘤治疗的选择方案之一。

第三节　粒子植入治疗适应证与剂量学参数

一、复发脊柱与椎旁转移癌粒子植入治疗适应证

1. 身体一般状况尚可，Karnofsky 评分 70 以上。
2. 年龄：18~80 岁。
3. 病理学明确诊断的转移癌，既往接受过放射治疗。
4. 能够耐受（局部麻醉或根据需要全身/硬膜外麻醉）麻醉，有穿刺路径。
5. 全身无转移，或有转移灶≤3 个，经过治疗后稳定。
6. 具有可评价的临床病灶，直径≤5cm。
7. 治疗前 1 个月内未接受放、化疗、分子靶向治疗。
8. 预计生存期在 3 个月以上。
9. 不能耐受外放射治疗或主观要求行粒子植入治疗者。

二、剂量学参数

根据病灶部位和病灶范围确定处方剂量，未经放射治疗者肿瘤周边匹配剂量为^{125}I 粒子 120~160Gy，放射治疗复发者为^{125}I 粒子 100~120Gy。术前经放射性粒子植入治疗计划系统（treatment plan system，TPS）计算每个病灶所需的处方剂量、粒子活度及数量，设计空间分布。推荐^{125}I 粒子活度：椎体及椎旁 0.5~0.7mCi/粒，椎管及椎间孔 0.4~0.5mCi/粒。

对于正常组织接受剂量，应仔细考虑再次放疗损伤问题。既往无放疗史患者脊髓受照剂量小于50Gy 为宜，既往接受过脊柱放疗患者，建议治疗间隔 6 个月以上，且脊髓两次放疗 BED（生物等效剂量）之和小于120Gy。同时，黏膜、食管、双肺、肠管等器官的两次叠加剂量均应在考虑范围之内。

第四节　3D 打印模板指导粒子植入治疗技术流程

3D 打印模板指导粒子植入治疗技术流程见图 11-1，包括体位固定、预计划、针道设计、打印模板、粒子植入和术后剂量学评估等。

1. 术前评估，确定适应证　术前评估包括确诊脊柱转移病变的影像学检查，

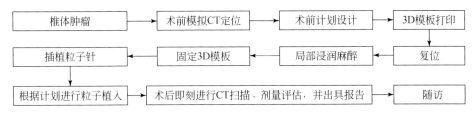

图 11-1 椎体肿瘤 3D 打印模板引导放射性^{125}I 粒子植入技术流程

建议用 1 个月内的影像资料,包括 CT、MRI、PET-CT 和 ECT 等资料的获取,以了解病变的大小、部位及周围情况。

2. 签署知情同意书 放射性粒子组织间治疗前均签署知情同意书,说明可能的受益和风险,并进行详细的讲解和指导,取得较好的检查配合,并告知粒子相关防护知识。

3. 术前 CT 模拟定位 根据患者手术体位进行训练,一般取俯卧位;采用真空垫体位固定;增强 CT 扫描确定肿瘤范围、进针路径,确定定位针位置。定位针一般取肿瘤最大平面中心,所对应的皮肤位点作为标记点;根据 CT 模拟激光线确定患者肿瘤空间位置的体表标志(图 11-2)。

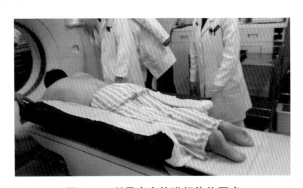

图 11-2 利用真空垫进行体位固定

4. 术前计划设计 CT 模拟扫描及相关影像资料传输至治疗计划系统,根据 CT 影像或融合图像确定肿瘤边界及正常器官位置并进行相关勾画。放疗医师及物理师共同设计穿刺路径、粒子针排列,并确定肿瘤靶区处方剂量,经 TPS 计算治疗所需的放射性粒子数量、活度、粒子分布,以及对危险器官的防护等。

5. 打印 3D 个体化模板 根据术前计划在打印模板上标记激光径线,针标号(图 11-3)。

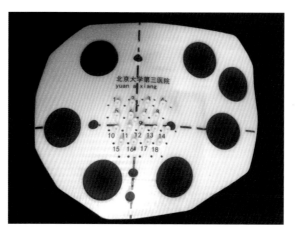

图 11-3　根据术前计划制作 3D 打印模板

6. 手术过程

（1）复位：包括术前定位体位的拟合及 3D 个体化模板的拟合。①参照体表与体位固定器表面激光标记摆位。②调整 3D 模板位置：插入固定针（建议 2 根以上），CT 扫描，确定位置重复较好（图 11-4）。③将植入针置入引导柱。增强扫描，根据针的伪影判断穿刺路径是否会伤神经及大血管。

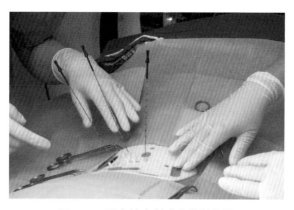

图 11-4　固定针穿刺确定模板位置

（2）插入植入针。复扫 CT 调整并确定植入针位置。

（3）按照术前计划进行粒子植入（图 11-5）。

（4）复扫 CT，确定粒子分布情况。

7. 术中术后验证　植入粒子后，行 CT 扫描，了解粒子分布情况，进行术中、术后验证。必要时补种，以保证整个靶区放疗剂量充足且周围正常组织得到保护（图 11-6，图 11-7）。

8. 术后随访　包括临床和影像学随访。术后 1 个月、3 个月，其后每间隔 3 个月复查 CT、MRI，了解肿瘤改变情况，2 年后每 6 个月复查。记录疼痛缓解时间及神经功能改善时间。

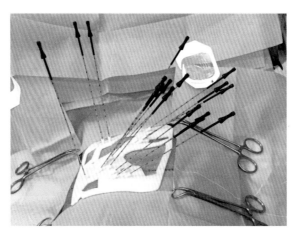

图 11-5　依据术前计划及 3D 模板进行穿刺及粒子植入

处方剂量：12000.0 (cGy)　　　　　　　　　　　　单针布源
针的总数：22　　　　　　　　　　　　　　　　粒子总数：99

针序号	针位置	深度	粒子数
1	d4.0	10.00	2
2	d4.0	10.00	3
3	d4.0	11.00	3
4	d4.0	10.50	3
5	d4.0	10.50	4
6	d4.0	11.00	3
7	d4.0	10.50	5
8	d4.0	11.00	6
9	d4.0	11.00	4
10	d4.0	10.00	4
11	d4.0	11.00	5
12	d4.0	11.00	6
13	d4.0	10.50	5
14	d4.0	11.00	3
15	d4.0	11.00	6
16	d4.0	10.50	5
17	d4.0	11.00	5
18	d4.0	11.00	8
19	d4.0	11.00	6
20	d4.0	10.50	5
21	d4.0	11.00	6
22	d4.0	10.50	3

0.0 cm 1.0 cm 2.0 cm 3.0 cm 4.0 cm 5.0 cm 6.0 cm 7.0 cm

入针深度单位为cm　　　　　　I125　　　　　　　Space

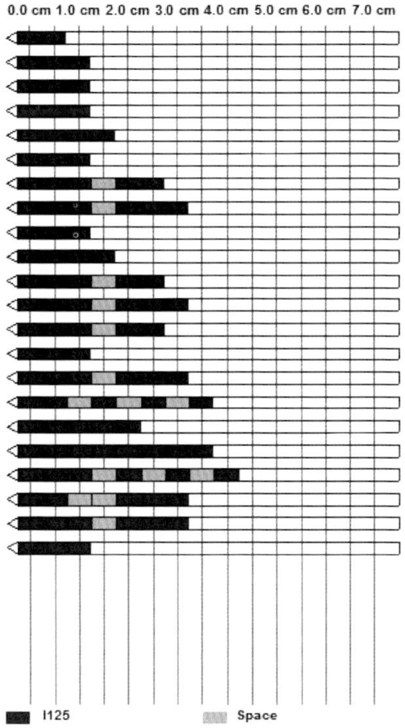

图 11-6　术前计划：包括针道信息、针道内粒子分布信息

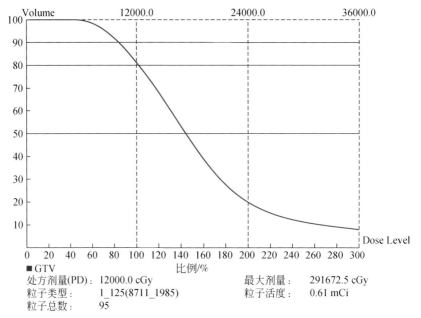

■ GTV

处方剂量(PD)：	12000.0 cGy	最大剂量：	291672.5 cGy
粒子类型：	1_125(8711_1985)	粒子活度：	0.61 mCi
粒子总数：	95		

组织名称	体积/cc	最小剂量	最大剂量	平均剂量	D5.00cc	D2.00cc	D0.10cc	D50.0
GTV	124.7	5296.7	291672.5	22281.1	56120.0	146695.7	186095.0	17309.2

组织名称	D80.0	D90.0	D100.0	V90	V100	V150	V200	
GTV	12233.1	10105.6	5296.7	108.4(87.0%)	101.3(81.3%)	56.6(45.4%)	24.6(19.7%)	

图 11-7 术后剂量学评估

第五节 注意事项

1. 脊柱与椎旁转移癌粒子植入治疗需要借助 CT、MRI 引导实施。

2. 转移肿瘤边界以影像学边界为准，核磁融合图像对确定靶区和脊髓边界更有意义。

3. 既往曾行外照射者，脊髓剂量控制十分重要。推荐粒子植入时间在外放疗后 6 个月以上进行，推荐两次脊髓 BED<120Gy。

4. 与脊髓距离保持适当距离，以保证安全，通常距离脊髓 1cm 以上，同时控制粒子活度。

5. 推荐术后即刻剂量验证。

6. 肿瘤侵及皮肤形成溃疡、侵及脊髓和大血管者应谨慎。

（孟　娜　王俊杰）

参考文献

［1］ Ell B，Kang Y. SnapShot：Bone metastasis. Cell，2012，151（3）：690-691.

［2］ Hagiwara M，Delea TE，Chung K，et al. Healthcare costs associated with skeletal-related events in breast cancer patients with bone metastases. J Med Econ 2014，17（3）：223-230.

［3］ Rades D，Stalpers LJ，Veninga T，et al. Evaluation of five radiation schedules and prognostic factors for metastatic spinal cord compression. J Clin Oncol，2005，23（15）：3366-3376.

［4］ Maranzano E，Bellavita R，Rossi R，et al. Short-cour seversus split-course radiotherapy in metastatic spinal cord compression：results of a phase III，randomized，multi-center trial. J Clin Oncol，2005，23（15）：3358-3365.

［5］ 孙燕，管忠震，廖美林，等. 肺癌骨转移诊疗专家共识（2014 版）. 中国肺癌杂志，2014，17（2）：57-72.

［6］ Guckenberger M，Goebel J，Wilbert J，et al. Clinical outcome of doseescalated image-guided radiotherapy for spinal metastases. Int J Radiat Oncol Biol Phys，2009，75（3）：828-835.

［7］ Mahadevan A，Floyd S，Wong E，et al. Stereotactic body radiotherapy reirradiation for recurrent epidural spinal metastases. Int J Radiat Oncol Biol Phys，2011，81（5）：1500-1505.

［8］ Choi CY，Adler JR，Gibbs IC，et al. Stereotactic radiosurgery for treatment of spinal metastases recurring inclose proximity to previously irradiated spinal cord. Int J Radiat Oncol Biol Phys，2010，78（2）：499-506.

第十二章 3D打印模板指导放射性粒子植入治疗软组织肿瘤

第一节 概 述

软组织肉瘤发病率低，仅占成人全部恶性肿瘤的1%，20岁以下群体恶性肿瘤的7%，儿童恶性肿瘤的15%，平均年龄50~55岁，男女发病比率为1.4∶1。软组织肉瘤可发生于机体几乎所有的解剖部位，分为内脏软组织肉瘤（源于胃肠和泌尿生殖器官等）和非内脏软组织肉瘤（源于头颈、躯干和四肢的肌肉、筋腱、脂肪、胸膜、滑膜和结缔组织等），约60%位于四肢，19%位于躯干，15%位于腹膜后区或腹腔，9%位于头颈部。软组织肉瘤临床表现常与部位有关。四肢及躯干多表现为数周或数月的渐进增大的无痛性肿块，主要沿肌腔隙纵向扩展，最终侵袭相邻的肌肉、神经、血管、骨和皮肤，出现疼痛、局部性无力症、感觉异常、水肿和其他神经血管压迫征，约10%有皮肤浸润。发生于头颈部的肉瘤在早期就能出现邻近结构受侵的症状。软组织肉瘤不常发生邻近引流区淋巴结受侵，一旦发生提示预后差。血行转移是常见的转移途径，肺是最常发生转移的部位，腹膜后或腹腔脏器的肉瘤更常见转移至肝及腹膜。一般肢体软组织肉瘤相对于其他部位有较好的局部控制率和无病生存率，而肢体软组织肉瘤中，预后则上肢优于下肢，近端优于远端。肿瘤部位较深和体积较大均为关系生存的重要不利预后因素[1]。

软组织肉瘤的组织学类型应用最广泛的依然是基于组织发生来源的WHO颁布的软组织肉瘤分类系统，目前已经明确的亚型有50多种，最常见的类型依次为多形性肉瘤（也称恶性纤维组织细胞瘤，malignant fibrous histiotoma，MFH）、胃肠道间质瘤（gastrointestinal stromal tumor，GIST）、脂肪肉瘤、平滑肌肉瘤、滑膜肉瘤（synovial sarcoma，SS）和恶性神经鞘瘤（malignant peripheral nerve sheath tumor，MPNST）。一般儿童最常见横纹肌肉瘤，年轻人中常见滑膜肉瘤，老年人常见脂肪肉瘤和MFH。腹膜后软组织肉瘤常见脂肪肉瘤，其次为平滑肌肉瘤。脂肪肉瘤的局部控制优于MFH，滑膜肉瘤的治疗效果居于两者之间。此外，上皮样肉瘤、透明细胞肉瘤、血管肉瘤、ERMS和未分化的肉瘤，常表现出较高的引流区淋巴结转移率，对于预示临床进程和决定治疗策略有重要意义，应予以重视。在临床资料的多因素分析中，组织学的分化程度（分级）被一致认为是判断远位转移相对危险度和肿瘤相关死亡的最重要预后因素[2]。

目前，常用的两种分级系统为 1984 年美国国家癌症研究所（National Cancer Institute，NCI）和法国国家癌症中心（French Federation of Cancer Centers Sarcoma Group，FNCLCC）所制定的分级标准。NCI 软组织肉瘤分级系统主要基于细胞型或亚型、发生部位和肿瘤坏死程度，一定情况下也依据细胞构成、核的多形性和核分裂象的多少来确定分级，分为 3 级。FNCLCC 系统则根据对肿瘤分化程度、核分裂比例和肿瘤的坏死程度进行分级，2~3 分为 G1；4~5 分为 G2；6~8 分为 G3。目前软组织肿瘤的临床分期仍推荐使用 AJCC 分期系统（表 12-1）。

表 12-1　软组织肉瘤分期（AJCC 2010 第 7 版）

原发肿瘤（T）	
Tx	原发肿瘤无法评价
T0	无原发肿瘤证据
T1	肿瘤最大径≤5cm
T1a	表浅肿瘤
T1b	深部肿瘤
T2	肿瘤最大径>5cm
T2a	表浅肿瘤
T2b	深部肿瘤
区域淋巴结（N）	
Nx	区域淋巴结无法评价
N0	无区域淋巴结转移
N1	区域淋巴结转移
远处转移（M）	
M0	无远处转移
M1	有远处转移
病理分级（G）	
Gx	病理分级无法评价
G1	1 级
G2	2 级
G3	3 级

续表

解剖分期/预后分组				
I A	T1a	G1 ~ 2	M0	G1 / Gx
	T1b	N0	M0	G1 / Gx
I B	T2a	N0	M0	G1 / Gx
	T2b	N0	M0	G1 / Gx
II A	T1a	N0	M0	G2 / G3
	T1b	N0	M0	G2/ G3
II B	T2a	N0	M0	G2
	T2b	N0	M0	G2
III	T2a / T2b	N0	M0	G3
	任意 T	N1	M0	任意 G
IV	任意 T	任意 N	M1	任意 G

注：肿瘤的大小也是重要的预后因素，

由于全部软组织肉瘤患者发生淋巴结受侵的概率仅为 2% ~ 3%，所以多数患者无需常规实施区域淋巴结清扫术，分期可为 N0。

发生于纵隔、腹膜后和盆腔的软组织肉瘤应归属为深部肿瘤。

此分期系统可适用于各种软组织肉瘤，常见的组织型不少于 30 种，但不适用于胃肠道的软组织肉瘤、皮肤隆突型纤维肉瘤和硬纤维瘤。

第二节　临床治疗原则

软组织肿瘤治疗流程见图 12-1 ~ 图 12-3。

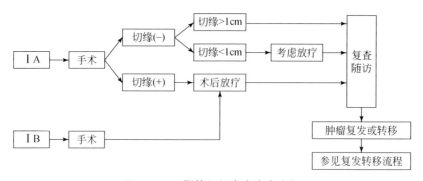

图 12-1　I 期软组织肉瘤治疗流程

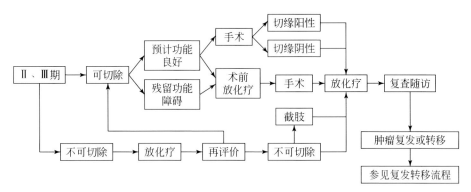

图 12-2 **Ⅱ/Ⅲ期软组织肉瘤治疗流程**

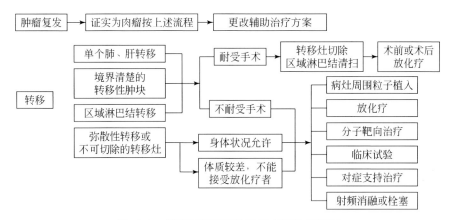

图 12-3 **复发和转移的软组织肉瘤治疗流程**

1. 手术切除是Ⅰ期软组织肉瘤的主要治疗方式。手术切缘>1cm 或包膜完整，术后定期随访；手术切缘≤1cm，术后应辅助放疗。

2. 对于Ⅱ～Ⅲ期软组织肉瘤，如可手术切除，且对肢体功能的影响是可接受的，则选择以下四种方式：① 手术+术后放疗±化疗，随访；② 术前放疗+手术+术后辅助化疗；③ 术前化疗+手术+术后放疗±化疗；④ 术前放化疗+手术+术后放疗±化疗。可手术切除，但手术有可能会对器官功能造成损伤者，可采用术前放疗+手术，术后根据情况决定是否化疗；或术前化疗+手术+术后放疗±化疗。术前治疗后肿瘤仍不可切除，可进行根治性放疗，总剂量为 70～80Gy。根治性放疗后，如果肿瘤得以控制，且患者没有症状，可以继续观察；如果有明显症状，则直接进行姑息性治疗（化疗、放疗、姑息手术及支持治疗）。[3]

3. 根据 NCCN 指南，Ⅳ期病变推荐单药（多柔比星、异环磷酰胺或达卡巴嗪）或蒽环类为基础的联合化疗（多柔比星或表柔比星联合异环磷酰胺和/或达卡巴嗪）。对于异环磷酰胺加表柔比星化疗失败或不能耐受的子宫平滑肌肉瘤患者，吉西他滨联合多西他赛具有很好的疗效。欧洲指南推荐肢体热灌注化疗（isolated limb perfusion，ILP）可用于不可切除中-高级别四肢软组织肉瘤的保肢治疗。

4. 如果仅为单个器官转移、转移病灶较局限或区域淋巴结转移，原发病灶按照Ⅱ～Ⅲ期肿瘤进行处理，同时进行区域淋巴结清扫±放疗或转移病灶切除±放化疗。进行转移灶切除时，需要考虑以下因素：从诊断原发病灶至发现转移病灶的无病间隔时间，患者的一般状况和既往的治疗情况。另外，还可以采用射频消融或栓塞治疗来控制转移病灶。

5. 对于弥散转移的患者，有症状和无症状者的治疗原则不同。无症状者，可定期观察，尤其是无病生存时间很长或转移瘤体积很小时，也可进行姑息性治疗（放化疗或姑息性手术），治疗的效果取决于肿瘤的生长速度和患者的全身状况。对于有症状者，推荐进行立体定向放射治疗、消融治疗（射频消融、冷冻消融）或栓塞治疗。

6. 复发性软组织肉瘤的处理根据具体临床情况而定。一般而言，局部复发的处理原则与原发病灶的处理原则相同；转移复发、弥散转移和单个器官局限转移的治疗方式同Ⅳ期肿瘤的治疗。

7. 近距离治疗，包括高剂量率（high-dose-rate，HDR）、低剂量率（low-dose-rate，LDR）及脉冲剂量率（pulsed-dose-rate，PDR），可单独或联合其他治疗方式用于软组织肉瘤的治疗[4]。保肢手术联合近距离治疗能够提高肿瘤局部控制率已经得到证实。45～50Gy 的低剂量率照射能降低肿瘤的复发风险，且不会影响伤口愈合。对于切缘阴性者，推荐采用45Gy 的低剂量率照射；对于切缘阳性者，外照射后可追加 16～20Gy 的低剂量率或高剂量率照射。[5]

8. 手术切除（肉眼切缘阴性）是腹膜后软组织肉瘤的标准治疗，可获得临床治愈。术后切缘状态是影响长期无病生存的最重要因素。但是，由于腹膜后肉瘤很难达到阴性切缘且局部复发率高，所以通常采用术前辅助放疗/化疗+手术±术中放疗（intraoperative radiotherapy，IORT）。不可切除腹膜后及腹腔内软组织肉瘤，可先通过放化疗降低肿瘤分期，然后再进行手术切除。无症状者可密切观察，选择控制症状的姑息手术和支持治疗。对于Ⅳ期肿瘤，只要转移病灶可切除，均应该考虑手术切除。[6-7]

第三节　粒子植入治疗适应证与剂量学参数

一、适应证

1. 肿瘤局部晚期无法手术或不愿接受手术者；肿瘤直径≤7cm。[8-9]

2. 术中肉眼或镜下残留；

3. 术后复发无法再次手术者；

4. 放疗后复发；

5. 转移性肿瘤或术后残留转移灶已失去手术机会者；

6. 局部进展期肿瘤与手术/外照射联合进行局部补量；

7. 局部进展期肿瘤难以控制，或已有远位转移但局部症状较重者，为达到姑息性治疗的目的，也可行放射性粒子植入治疗。

二、禁忌证

1. 一般情况差、恶病质或不能耐受放射性粒子植入治疗者；

2. 肿瘤局部存在活动性出血、并发严重感染、大范围溃疡、坏死者；

3. 皮肤淋巴结肿大者；

4. 估计患者预期寿命不超过 6 个月者。

三、靶区范围

靶区范围取决于病灶的大小、病理分级、解剖结构、邻近危及器官，以及既往是否接受手术、放疗等因素。美国近距离治疗协会（American Brachytherapy Society，ABS）推荐纵向外扩 1～2cm，横轴向外扩 2cm。

四、放射性粒子推荐剂量

1. 推荐活度：每颗 ^{125}I 粒子为 0.7～0.8mCi[10]。

2. 靶区剂量：D_{90}：120～160Gy，放疗后复发者：110～140Gy。

$D_{90} \geq 100\%$ 处方剂量，且 $<120\%$ 处方剂量；$V_{100} \geq 95\%$；最小周缘剂量（minimum peripheral dose，mPD）、V_{150}、V_{100}、D_{90} 评价处方剂量覆盖靶区情况，V_{150}、V_{200} 评价靶区剂量分布的均匀性。

3. 危及器官（organ at risk，OAR）：$D_{0.1cc}$、D_{1cc}、D_{2cc}。皮肤剂量应 $\leq 70\%$ 处方剂量。

第四节　3D 打印模板指导粒子植入治疗技术流程

3D 打印模板辅助放射性粒子 CT 定位的流程如下。

一、术前准备

1. 完善患者常规术前检查。

2. 定位前准备：根据不同部位不同麻醉要求，决定是否备皮、导尿、肠道准备、口服造影剂等。

二、放射性粒子植入技术

1. 体位固定（图 12-4）

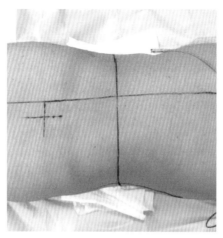

图 12-4　根据患者具体病变部位，选择合适体位，
采用真空袋联合肢体固定器进行体位固定

2. 获取图像　进行增强扫描，CT 扫描层厚 3～5mm，确定靶区范围、周围重要危及器官、大血管及神经的位置（图 12-5）。

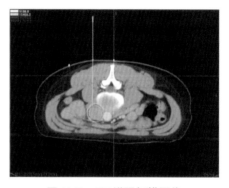

图 12-5　CT 增强扫描图像

3. 体表标记（图 12-6）。

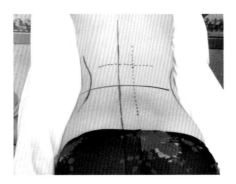

图 12-6　定位及体表标记

4. 设计针道及 3D 模板（图 12-7，图 12-8）

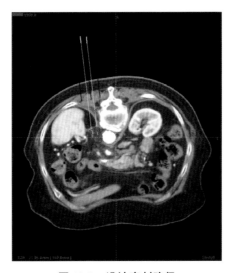

图 12-7　设计穿刺路径

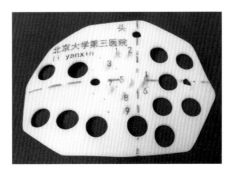

图 12-8　打印出 3D 模板

137

5. 放置模板，插植粒子针，常规消毒铺巾、局部麻醉后（若需要腰麻时，应先进行腰麻，再进行体位固定）。根据预设针道插植粒子针，再次全靶区扫描确定位置无误后，再植入放射性粒子（图 12-9 ~ 图 12-13）。

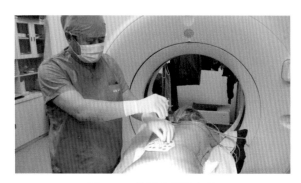

图 12-9　模板穿刺固定针

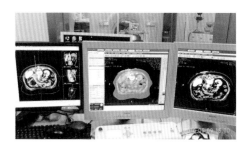

图 12-10　CT 扫描，验证固定针位置，直到达到术前要求为止

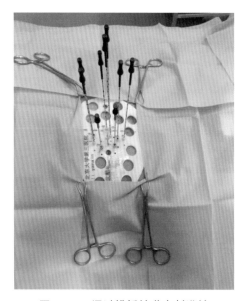

图 12-11　通过模板针道穿刺进针

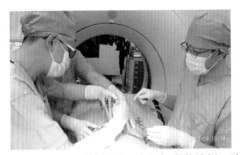

图 12-12　微调针的位置，确保与术前计划一致

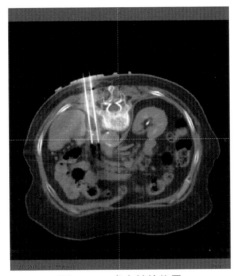

图 12-13　术中针的位置

5. 粒子植入　根据预设的针道位置和深度确定植入粒子数（图 12-14，图 12-15）。

针序号	针位置	针序号	针序号
1	d4.0	11.00	2
2	d4.0	11.00	2
3	d4.0	11.00	3
4	d4.0	11.00	3
5	d4.0	11.00	2
6	d4.0	11.00	2
7	d4.0	11.00	3
8	d4.0	11.00	3
9	d4.0	11.00	2

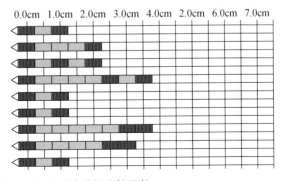

图 12-14　术前计划针道数及粒子数

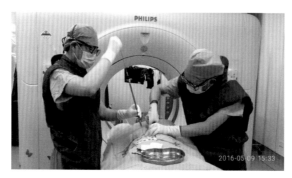

图 12-15　粒子植入

6. 剂量验证（图 12-16 ~ 图 12-21）　待放射性粒子植入完毕，再次全靶区扫描，将图像传入粒子计划系统进行剂量验证、复核植入放射性粒子的数量及剂量分布。同时，观察患者穿刺局部有无出血、渗液等并发症。

ABS 报道单独采用 LDR 近距离治疗软组织肉瘤肿瘤局部控制率为 66% ~ 96%，并发症发生率为 10% ~ 12%；LDR 联合外照射治疗局部控制率为 78% ~ 100%，并发症发生率为 2.3% ~ 13.8%。

目前，国内外采用^{125}I 粒子植入治疗软组织肉瘤的报道有限。任程等采用局部肿瘤扩大切除术联合^{125}I 粒子植入治疗 110 例软组织肉瘤，中位随访时间为 43.7 个月，肿瘤局部控制率和总生存率分别为 74% 和 54%，需要再次手术处理的伤口并发症及神经损伤发生率分别为 4.5% 和 1.8%，证实广泛的局部肿瘤切除术联合^{125}I 粒子植入治疗软组织肉瘤疗效确切，并发症发生率低。柳晨等根据术前三维治疗计划，采用 CT 引导放射性^{125}I 粒子植入治疗 5 例脊柱软组织肉瘤术后复发患者，平均随访 15.2 个月后，患者局部有效率与 1 年控制率均为 60%，镇痛有效率 100%，无不良并发症，提示^{125}I 放射性粒子植入治疗脊柱软组织肉瘤术后复发病例疗效确切，疼痛缓解满意，临床应用价值高。李金娜等采用放射性^{125}I 粒子植入治疗 18 例复发软组织肉瘤患者，3 年肿瘤局部控制率为 78.8%，3 年生存率为 39.4%，中位生存时间 32 个月，无严重不良反应发生。朱丽红等报道 12 例软组织肉瘤在影像引导下植入^{125}I 粒子治疗，平均随访 17 个月后，疼痛缓解率达 83%，术后 1 个月临床获益率为 93%，1 年及 2 年局部控制率均为 83%，1 年及 2 年生存率分别为 72.9% 和 62.5%，中位生存时间 32 个月，仅 1 例（1/12）出现粒子植入后皮肤破溃未愈，其余均无明显毒副反应，证实单独放射性^{125}I 粒子植入

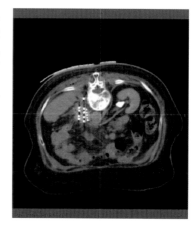

图 12-16　粒子植入后复扫 CT 图片

治疗或联合外照射治疗软组织肿瘤，尤其是复发和转移性软组织肿瘤，有效、安全、微创，且操作简单易行。

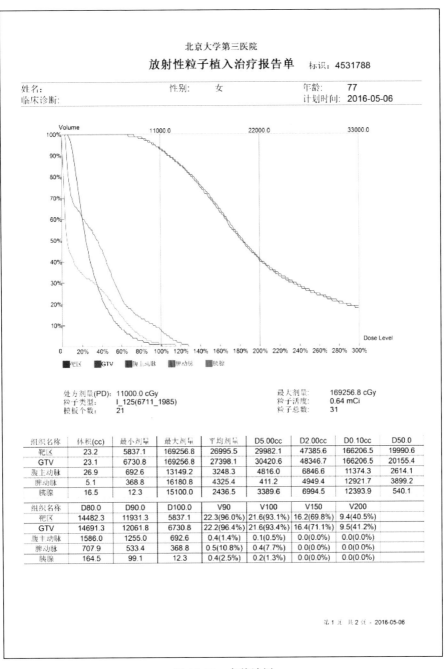

图 12-17　术前计划

141

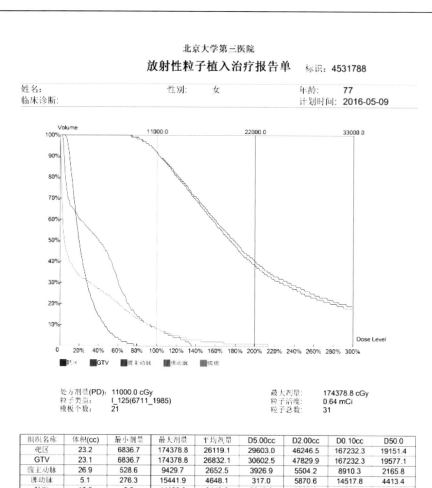

图 12-18　术中计划

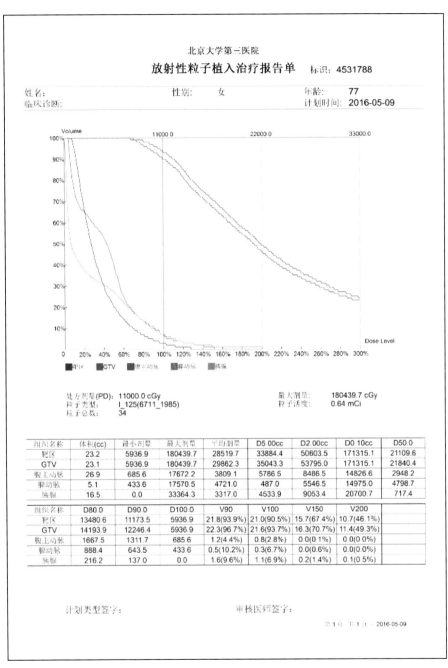

图 12-19　术后验证计划

143

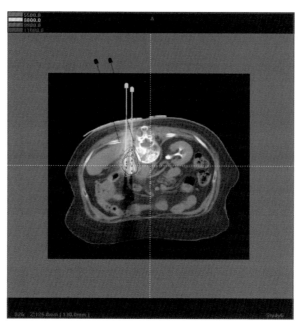

图 12-20　术中计划粒子及剂量分布

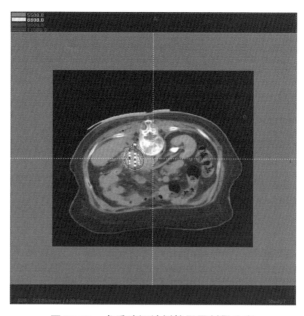

图 12-21　术后验证计划粒子及剂量分布

第五节　注意事项

软组织肉瘤靶区范围大、肿瘤侵犯/包绕骨、血管、神经等重要脏器，导致放射性粒子不能到达理想位置，而影响肿瘤靶区内的剂量分布，因此需要特殊的专业技能并具有丰富的临床经验。放射性粒子植入治疗软组织肉瘤常见以下并发症。

1. 皮肤反应　放射性^{125}I 粒子植入治疗表浅软组织肉瘤最常见的并发症是皮肤反应。放射性粒子应距离皮肤至少 1cm 可降低皮肤反应的发生。Ⅱ级以下皮肤反应可给予局部对症治疗，若为Ⅲ级以上皮肤反应需进行外科处理，必要时行皮瓣移植术。

2. 血管、神经损伤　一些临床报告显示，由于解剖结构的限制，血管、神经损伤偶有发生。Ⅱ级以下可给予局部对症治疗，有些可在 6 ~ 9 个月内缓解；若为Ⅲ级以上应尽早外科处理。放射性粒子与重要的血管、神经间距应≥1cm，可预防此类并发症的发生。

3. 粒子移位或栓塞　尽管文献报道放射性粒子植入后粒子移位率为 2% ~ 10.7%，但发生粒子移位后靶区剂量通常不受影响，粒子移位无严重并发症发生，通常不需特殊处理。

（田素青　王俊杰）

参考文献

［1］Von MM, Benjamin RS, Bui MM, et al. Soft tissue sarcoma, version 2. 2012：featured updates to the NCCN guidelines. J NCCN, 2012, 10（8）：951-960.

［2］Rice TW, Blackstone EH, Rusch VW. 7th edition of the AJCC Cancer Staging Manual. Ann SurgOncol, 2010, 17（7）：1721-1724.

［3］Holloway CL, Delaney TF, Alektiar K M, et al. American Brachytherapy Society（ABS）consensus statement for sarcoma brachytherapy. Brachytherapy, 2013, 12（3）：179-190.

［4］Anaya DA, Lev DC, Pollock R E. The role of surgical margin status in retroperitoneal sarcoma. J Surg Oncol, 2008, 98（8）：607-610.

［5］Beltrami G, Rudiger HA, Mela MM, et al. Limb salvage surgery in combination with brachytherapy and external beam radiation for high-grade soft tissue sarcomas. Eur J Surg Oncol, 2008, 34（7）：811-816.

［6］Raut C P, Posner M, Desai J, et al. Surgical management of advanced gastrointestinal stromal tumors after treatment with targeted systemic therapy using kinase inhibitors. J Clin Oncol, 2006, 24（15）：2325-2331.

［7］Ren C, Shi R, Min L, et al. Experience of interstitial permanent i（125）brachytherapy for extremity soft tissue sarcomas. Clin Oncol（R Coll Radiol），2014，26（4）：230-235.

［8］柳晨，王俊杰，袁慧书，等. 脊柱软骨肉瘤术后复发 CT 引导下放射性 125I 粒子植入的初步观察. 中国骨肿瘤骨病，2011，6（10）：573-576.

［9］Li J, Wang J, Meng N, et al. Image-guided percutaneous（125）I seed implantation as a salvage treatment for recurrent soft tissue sarcomas after surgery and radiotherapy. CancerBiother Radiopharm，2011，26（1）：113-120.

［10］朱丽红，王俊杰，袁慧书，等. 放射性^{125}I 粒子组织间植入治疗软组织肿瘤. 中国微创外科杂志，2008，3（8）：246-248.

第十三章 经会阴模板引导放射性粒子植入治疗前列腺癌

第一节 概　　述

前列腺癌是美国等西方发达国家男性最常见的恶性肿瘤。2010 年近 218000 人诊断前列腺癌，32050 人死于前列腺癌[1]。早期前列腺癌治疗手段包括：根治性切除术、外放疗（external beam radiation therapy，EBRT）、暂时性和永久性近距离治疗、内分泌治疗以及观察等待[2]。经直肠超声（transrectal ultrasound，TRUS）引导模板辅助永久性前列腺癌粒子植入治疗（permanent prostate brachytherapy，PPB）可在门诊进行。现代 PPB 采用密封 125I 粒子源、平面插植模板和经直肠 TRUS 引导等已有 25 年历史。PPB 的 10 ~ 15 年生化控制率高，而并发症发生率低。对低危前列腺癌 PPB 已被认为是标准治疗手段之一。美国国家癌症研究所（National Cancer Institute，NCI）、美国癌症协会（American Cancer Society，ACS）、美国国立综合癌症网络（National Comprehensive Cancer Network，NCCN）、美国泌尿外科协会（American Urologic Association，AUA）等已将该技术作为标准推荐。

PPB 经直肠超声引导和经会阴植入方法在临床实践中逐步建立起来。十余年间美国超过 250 000 名患者，全世界 500 000 名患者接受了粒子近距离放疗。RTOG、ACSOG、NCCTG、CLGB 等组织已经完成许多临床试验。近十年来发表文章 500 余篇，内容涉及适应证、技术、治疗策略、剂量计算方法等。

第二节 粒子植入治疗适应证与临床疗效

一、患者评估

初步工作流程包括病史和检查，帮助确定分期和风险分组，决定合适的治疗方案。

（一）病史

术前评估将决定前列腺癌患者是否适合行 PPB，相关内容详见表 13-1，注意这些内容并不是限制条件。

表 13-1　拟行 PPB 病史需包括的内容

1. 泌尿系病史包括：
（1）既往有经尿道或开放式切除前列腺或其他尿道手术史
（2）既往治疗良性前列腺增生过程中曾接受经尿道射频消融或微波治疗
（3）药物治疗尿道梗阻症状
（4）勃起功能
2. 既往癌症史，特别是膀胱癌或直肠癌
3. 既往盆腔放疗史、手术史、外伤史
4. 炎性肠病
5. 结缔组织疾病
6. 对国际前列腺功能症状评分 IPSS 的记录
7. 对勃起功能的记录，国际勃起功能指数评分参考

　　IPSS 评分（international prostate symptom score，国际前列腺功能症状评分）对评价尿路刺激和梗阻症状有较高价值。PPB 后可加重这些症状。泌尿科病史包括：既往经尿道或开放式手术或其他侵入式前列腺手术或有创操作记录。用药史，特别是使用 α-阻断剂或抗凝药物需要明确记录。

　　PPB 之前需要明确：病理活检 Gleason 评分、血清 PSA、临床肿瘤分期。患者危险分组和临床分期，与治疗计划相关因素等。表 13-2 提供了评估流程，包括前列腺体积大小，患者能否采用截石位，是否适合全麻或腰麻。如果治疗中心有局麻下近距离治疗经验，那么这种方法也可行。

表 13-2　PPB 工作流程

1. 在行 PPB 之前的 12 个月内有病理活检证实为前列腺癌
其他重要信息包括 Gleason 评分，活检标本中癌细胞的百分比
2. 治疗前血清 PSA
3. 直肠指检，临床肿瘤分期，T 分期
4. 前列腺体积大小，经直肠超声的参考值
5. 患者截石位耐受情况的评估
6. 是否适合全麻或腰麻的评估

（二）病例选择

　　PPB 患者需要术前行前列腺活检。非低危风险患者需行转移风险评估。表 13-3 和表 13-4 提供了绝对禁忌证和相对禁忌证评价标准。

　　1. 绝对禁忌证　门诊治疗不能耐受全麻或腰麻者，或出现并发症的患者不建议行 PPB。规范没有给出绝对年龄上限和下限，但患者需要基本身体状况尚可，预期生存期大于 10 年。

　　有 2～3 个中危或高危因素对评价区域或远处转移非常重要。骨扫描和腹盆

腔影像检查是必要的。有远处转移患者不适合行根治性 PPB。如果一般状况好，预期寿命长，肥胖并不是禁忌证。PPB 比其他治疗手段更适合肥胖患者。对于因既往腹部会阴手术史而缺少直肠的患者，就不适合行 TRUS 引导。

表 13-3　TRUS 引导 PPB 绝对禁忌证

限制性预期生存期
不能接受手术风险
远处转移
无直肠 TURS 引导无法实现。
TURP 后缺损较大，不能接受粒子植入和放疗剂量分布
共济失调毛细血管扩张症

2. 相对禁忌证　每位患者治疗前记录 IPSS 评分，便于评价插植治疗后尿道症状。IPSS 评分高的患者，即有尿道刺激或梗阻症状的，插植后出现尿潴留风险增加。大量研究证实 IPSS 评分高与 PPB 毒性呈正相关。IPSS 评分<20，尿道毒性反应尚可接受。对 IPSS 评分过高的患者，分析患者的记录确定评分是否真实。可导致尿频的相关内科疾病，如糖尿病、利尿剂，均可增加 IPSS 评分，但这与前列腺形态学和尿道梗阻无关。这些患者接受 PPB 后不会出现 PPB 术后毒性反应增加。IPSS 评分过高需要考虑其他因素，包括：①前列腺体积；②尿动力学：排尿量、峰流量。③膀胱镜检查以明确有无解剖梗阻，如狭窄、膀胱颈痉挛、前列腺中叶突出致膀胱尿道口狭窄等。分析尿流量，以确定患者插植前尿道梗阻程度和随后发生急性尿潴留风险。如果峰流率<10ml 或残尿量>100ml，需小心操作。

既往有盆腔放疗史如直肠癌放疗史，可能会增加插植术后不良反应风险。然而，选择 PPB 以外的治疗方法也会有很高的并发症风险。既往有盆腔放疗史，要仔细考虑前列腺、直肠、膀胱的剂量和直肠、泌尿生殖系统的放疗晚期毒性反应。

既往有 TURP 手术史可影响使用 PPB，但它不是绝对禁忌证。因为既往有 TURP 手术史与增加 PPB 技术难度有关。这类患者应经仔细评估。TURP 后缺损较大，不易实现粒子遍布整个腺体，导致照射剂量偏低。TURP 后缺损不清楚可采用充气硅胶填补，在前列腺影像图下看清缺失范围，评价 PPB 的可行性。TURP 后适当推迟 2~4 个月后再行 PPB 以利于伤口愈合。

耻骨弓干扰取决许多因素，如盆腔解剖、前列腺大小、患者摆位和操作技术。当患者前列腺体积>60ml 时，耻骨弓干扰，需要短期 3~4 个月使用内分泌药物治疗，前列腺体积可缩小 30%。PPB 没有规定前列腺体积的绝对上限值。大体积前列腺（体积>100ml），操作技术上有难度，但毒性反应和肿瘤控制尚可接受。调整 TRUS 探头方向，使用模板，采取开大的截石位等均是避开耻骨弓干扰的方法。经验少的从业者对大体积前列腺或（既往有盆腔外伤史、非正常盆腔解剖）的患者避免采用 PPB。超声、CT、MRI 可帮助评估耻骨弓，但不能完全相

信它们能预测耻骨弓干扰。

表 13-4　TRUS 引导 PPB 的相对禁忌证

以下列举的项目是确定合适人选的重要条件，但标准本身不是阻碍治疗的必要条件
不管怎样，如果选择了 PPB，它们应该被慎重考虑。已发表的文献证实，如果由经验丰富的治疗团队恰当地评估后，拥有此条件的患者可以行 PPB

1. IPSS 评分高（>20）
2. 既往有盆腔放疗病史
3. 经尿道切除后前列腺有缺失
4. 中叶突出
5. 植入时腺体>60ml
6. 炎性肠病

（三）疾病特点、分期和分组

局限期前列腺癌患者拟行 PPB 需要考虑以下因素：病理活检确定 Gleason 评分，治疗前血清 PSA，临床肿瘤分期。这些预后因素结合在一起确定了低危、中危和高危。

ABS 推荐采用 NCCN 指南：

低危组：Gleason 评分≤6，PSA<10ng/ml，临床分期 T1，T2a。

中危组：Gleason 评分 =7，PSA>10ng/ml，<20ng/ml，临床分期 T2b，T2c。

高危组：Gleason 评分 8～10，PSA>20ng/ml，临床分期 T3a。

精囊受侵（seminal vesicle invasion，SVI），临床肿瘤分期 T3b，被认为是高危患者。评价中危、高危组患者需要考虑精囊活检。

（四）单一、联合治疗和治疗顺序

对低危、中危、高危组 PPB 治疗方案的建议见表 13-5。

1. 低危组　低危组前列腺癌适合单纯 PPB 治疗。已发表文献证实，选择最佳剂量参数可获得理想的长期临床结果。ABS 认为 PPB 联合 EBRT 没有必要，联合 ADT 也无必要，除非想使前列腺体积缩小，或某些因素提示可能存在疾病进展，如活检标本中癌细胞比例多，PSA 升高迅速。对于首选了 PPB 低危组患者，如果没有达到最佳剂量，可以补充 EBRT 治疗（只要邻近正常组织受照剂量可以耐受）。

表 13-5　对低危、中危、高危组 PPB 治疗方案的建议

危险分组 （NCCN）	单独近距离治疗	联合 EBRT	联合内分泌治疗
低	是	不支持	不支持
中	选择性	选择性	选择性
高	否	是	支持

2. 中危组　存在 1 个或多个中危因素与不良病理特征，包括：潜在前列腺包膜外受侵（extraprostatic extension，EPE）、SVI 或隐匿性淋巴结转移。某些中危组患者具有低危组特征，如小体积、只有 1 个不良病理特征，可单纯行 PPB 治疗，不需补充 EBRT 或 ADT。

单纯 PPB 治疗适应证取决于许多因素，包括所要求的治疗边界。对已切除前列腺组织标本的病理研究发现，临床诊断局限于器官内的前列腺癌，包膜外受侵半径通常>5mm。如果病灶位于前列腺后外侧，则前列腺包膜外受侵（EPE）发生风险更高。治疗边界需要扩大但是又不能增加邻近器官的剂量。Sengupta 等[3]发现许多中危组前列腺癌具有不良病理特征，如明显 EPE、SVI、淋巴结受累等。因此，推荐中危组前列腺癌病灶各方向外扩 5mm（除了直肠方向）形成 PTV，包全多数有隐匿性 EPE 病灶。

已经发表的规模最大的一组单纯 PPB 治疗研究[4]为多中心 2693 例前列腺癌患者的分析，其中 960 例中危组患者 8 年生化控制率 70%。但是，大多数患者治疗发生在 1999 年之前。有正式植入术后质量评估的患者不足 25%。^{125}I 粒子术后剂量验证 D_{90}>130Gy，^{103}Pd 粒子 D_{90}>115Gy，8 年无生化复发生存率 92%～93%。近期一项 144 例中危组患者采用 PPB 单纯治疗，12 年无特异生存率和无生化进展生存率分别为 100% 和 96%。

Frank 等[5]调查 18 例粒子治疗医生的操作模式，累计操作经验>10 000 次。影响中危组患者选择单纯 PPB 治疗的因素包括：①危险分层 3 个标准危险因素：临床肿瘤分期、PSA、Gleason 评分；②活检标本中阳性癌细胞百分比；③活检标本中存在周围神经受侵。这些因素的各种不同组合提示：超过半数医生治疗中危组患者采用 PPB 单纯方式。这些调查说明经验丰富的医生检查中危组患者仔细、明智而谨慎地采取单纯治疗手段。与这些观察一致的是，ABS 推荐由经验丰富的医生决定哪些中危组患者可采用单纯 PPB 治疗。

3. 高危组　多中心随机前瞻试验表明 ERBT 联合 ADT 可使高危组患者获益。高危组患者有潜在 EPE 风险，因此，临床隐匿癌超出 PPB 治疗范围。高危组前列腺癌单纯 PPB 治疗早期结果不如现在的治疗结果好。因此，EBRT 联合 PPB 治疗是高危组患者标准治疗。来自单中心和多中心回顾性研究表明 EBRT 联合 PPB 提量有利于提高前列腺癌局部控制率和无远处转移生存率。Merrick 报道[6]EBRT 联合 ADT 与 EBRT 联合 PPB 比较，EBRT 联合 ADT 组疾病特异生存率和总生存率无明显提高，但高危组 10 年无生化进展有提高。Stone 报道[7]一项多中心研究，给予更高生物等效剂量，可提高 Gleason 8～10 分的患者总生存率和无远处转移生存率。根据这些数据，可适当地选择 ADT 联合 EBRT+PPB 治疗高危患者。

4. 精囊受侵　已将精囊受侵纳入 PPB 综合治疗中，但是没有标准的技术方法，这是因为外放疗精囊可重复性问题和精囊植入的体积范围还不能明确。因为推荐高危组患者采用 PPB 联合 EBRT 治疗，所以精囊作为靶区的一部分，内、外两种放疗方法都要采用。邻近前列腺底部精囊最常发生精囊受侵（SVI），PPB 插植高剂量体积应包括这部分。精囊插植是可行的，精囊可以接受较高剂量，尽管剂量分布可以变化。不管怎样，都应进一步研究有隐匿灶患者的治疗方法，或者研究隐匿灶增加的风险。精囊受侵是必须治疗的。

（五）治疗计划

ABS 推荐粒子植入前先行预计划。插植前的治疗计划既可以作为预计划，也可以作为术中预计划，或者是术中动态计划。采用 TRUS 为标准影像模式制定治疗计划，也可采用其他容积影像资料如 CT 或 MRI 制订初始计划。治疗计划应该表明穿刺针的位置，根据模板植入；每针所用粒子数目、针长度，采用前列腺轴位连续扫描图像。对经验丰富的专家来说，植入前计划采用 MRI 图像是可以的，单独采用 CT 图像制订计划较 TRUS 重复性差。推荐源的周边分布（通常是指周边修正或均匀修正），以便于限制接受 150% 剂量（V_{150}）或更高剂量的尿道体积。直肠接受处方剂量体积（RV_{100}）要求 <1cm^3，但这取决于前列腺–直肠接触面的面积和体质指数。

（六）术中流程

粒子植入标准流程是在 TRUS 和模板引导下经会阴植入。如果采用预计划，患者摆位，TRUS 探头角度应尽可能与预计划一致。TRUS 应带有模板网格软件，和会阴模板上刻度一致，超声频率 5 ~ 12mHz。前列腺近距离专用双平面超声探头是必备的。X 线透视检查通常用于检测粒子的位置。也可以将影像融合技术应用于术中剂量计算。

粒子植入，包括使用 Mick 枪、装载针，这些针是根据预计划或装载位置或后装而进行装载。粒子可以松散装也可以成链装。单个粒子与粒子迁移发生率高有关。一项多中心随机研究证明粒子链较单个粒子发生肺迁移概率小。最近一项回顾性研究表明，植入后 4 周内，粒子链有 15% 概率发生 ≥5mm 移动，但是对剂量影响不大。

（七）单纯和联合的推荐处方剂量

ABS 支持 AAPM TG-43 工作报告，第 137 号剂量计算流程，其他出版推荐关于处方剂量总结见表 13-6，与以前 ABS 一致，重要的是要认识到早期前列腺癌单纯采用 ^{125}I 粒子处方剂量是 160Gy，TG-43 后处方剂量是 144Gy。

（八）剂量选择

关于前列腺癌 PPB 剂量提升的前瞻性临床试验尚未见到，大量回顾性资料证实剂量提升的重要性。剂量选择指南取决于既往数据和目前临床经验。

Stock 等[8]提出 D_{90} 概念，受照前列腺 90% 体积的最小剂量，即等剂量线所覆盖 90% 前列腺靶体积剂量。许多研究确定这种标准剂量和前列腺 V_{100}（在插植后 CT 上勾画的靶体积接受 100% 处方剂量的体积百分比）与临床预后相关。

表 13-6　PTV 的处方剂量

^{125}I	
单纯	140 ~ 160Gy
联合	
EBRT	41.4 ~ 50.4Gy（1.8Gy/d*）
PPB 剂量	108 ~ 110Gy
^{103}Pd	
单纯	110 ~ 125Gy
联合	
EBRT	41.4 ~ 50.4Gy（1.8Gy/d）
PPB 剂量	90 ~ 100Gy

* 2Gy/d 也可以接受。

在临床实践中，许多近距离放疗专家给予的实际剂量高于表 13-6 所给出的剂量，用来补偿水肿、粒子放置的不确定性以及其他因素影响。Merrick 等[9]检查了 8 个经验丰富近距离治疗团队 PPB 插植前后的剂量变化。D_{90} 变化范围是处方剂量的 112% ~ 151%。根据出版文献，插植后 D_{90} 可接受剂量范围是 130 ~ 180Gy，$D_{90} < 130$Gy 与治疗失败相关。只要正常组织不超量，D_{90} 剂量 180 ~ 200Gy 可以耐受，不增加毒性反应。高危前列腺癌可以从 $D_{90} > 180$Gy 中获益。$D_{90} < 130$Gy 可能与失败增加相关，需要补充 EBRT 或第二次补种粒子，最终在正常器官耐受情况下得到最佳的结果。

（九）粒子活度和总活度

^{125}I 粒子活度是 0.23 ~ 0.43mCi，^{103}Pd 粒子是 1.0 ~ 2.0mCi。Aronowitz[10]分析 3 个临床研究中心 PPB 插植活度变化：大的前列腺总活度变化 25%，小的前列腺总活度变化 40%。一个随机试验比较低活度 ^{125}I 粒子（0.31mCi）和高活度（0.6mCi），两组均有理想的剂量分布。ABS 不推荐特定粒子活度或总活度，但是推荐处方剂量。整个活度变化应根据前列腺体积、形状、治疗边界、粒子放置位置和插植技术等确定。

（十）EBRT 和 PPB 的顺序

一般来说，EBRT 在 PPB 之前 0 ~ 8 周完成，但是由于缺少依据，ABS 没有推荐 PPB 与 EBRT 之间的时间关系。关于 PPB 和 EBRT 先后顺序和间隔都还没有研究结果。目前临床实践和正进行的临床试验支持先 EBRT 后 PPB，但是每种方法都有利弊。如果先 PPB 后 EBRT，就会使组织同时受到两种治疗方式的照射，可能在理论上会增加正常组织的毒性，但也可评估插植的剂量，必要时调整 EBRT 的剂量，避免增加正常组织毒性。

（十一）核素的选择—^{125}I，^{103}Pd 和 ^{131}Cs（表 13-7）

ABS 不推荐使用特殊的放射性核素。已证实使用^{125}I 和^{103}Pd 粒子长期结果均非常理想。2004 年^{131}Cs 开始用于 PPB，半衰期 9.7 天，^{125}I 半衰期 59.4 天，^{103}Pd 半衰期 17 天，^{131}Cs 平均能量略高于^{125}I。^{198}Au 以前曾用于 PPB 治疗，但因防护限制，因此不推荐常规使用。

表 13-7 永久性前列腺癌粒子植入治疗的放射性核素

放射性核素	半衰期（天）	平均能量（keV）	引入年代	单个粒子活度（mCi）
^{125}I	59.4	28.4	1965	0.3～0.6
^{103}Pd	17	20.7	1986	1.1～2.2
^{131}Cs	9.7	30.4	2004	2.5～3.9

（十二）术前和术后注意的问题

1. 膀胱镜　PPB 治疗前、治疗中或治疗后可使用膀胱镜，但不是必需的。软性膀胱镜好于硬性膀胱镜，能够减少尿道创伤。PPB 治疗前使用膀胱镜可评价尿道或膀胱异常，如尿道狭窄。PPB 后采用膀胱镜有助于清除血凝块或移位的粒子。如果膀胱冲洗颜色清亮、X 线片没有发现膀胱内有粒子，可以不使用膀胱镜。

2. 辐射防护　应该向患者解释辐射防护的重要性。尽管美国核管理委员会对粒子排放的辐射防护没有强制要求，但是通常告诫在半衰期内，粒子患者应避免接触儿童和孕妇。

Smather 等[11]测量了 PPB 治疗前列腺癌患者^{125}I 或^{103}Pd 皮肤表面剂量，表明患者不必担心放射性核素对公众的辐射风险。PPB 患者对家庭成员的辐射暴露也低于美国核管理委员会的最低要求。

术后抗炎药物和 α-阻断剂可预防性使用。Elashaisk 等[12]采用安慰剂双盲、随机研究证实，术后五周内预防性使用坦索罗辛可以提高泌尿系统并发症的发生率。尽管尿道麻醉、解痉药、镇痛药、会阴部冰袋、泻药等均有好处，但这些方面的证据不充分，不作为推荐或指南。急性尿潴留不常见，如果这种情况持续多天，应考虑间歇性自行导尿，耻骨上膀胱造口术。多数情况下，症状可经上述方法缓解。术后 6 个月内应避免采用经尿道切开术。但是如果持续尿潴留,应考虑前列腺经尿道切开术或小的 TURP。

第三节 粒子植入术后剂量学评估

ABS 推荐以 CT 为基础的术后剂量评估要在插植后 60 天内完成。术后计划评估包括剂量-体积直方图。CT 和其他影像融合 2D、3D 等剂量曲线,提供近距离治疗详细的术后剂量评价。

众所周知,不同观察者之间和同一观察者不同分次之间,植入后 CT 勾画前列腺靶区变化很大,这会引起计算出的前列腺剂量不同。由于水肿程度不同,插植和术后 CT 扫描时间间隔不同会引起术后剂量不同。术后第 0 或第 1 天扫 CT,做术后剂量评估,但是由于水肿的存在,可能会低估剂量参数。减少水肿造成剂量误差的最佳 CT 扫描时间因放射性核素而不同:^{103}Pd 粒子是 16±4 天,^{125}I 粒子是 30±7 天。

前列腺:D_{90}(Gy 和 百分数)

V_{100} 和 V_{150}(百分数)

尿道:UV_{150}(体积)

UV_5,UV_{30}(百分数)

直肠:RV_{100}(体积)

ABS 采用统一方法来评价器官剂量。对于尿道剂量,UUV_5(尿道体积)接近尿道最大剂量,而 UV_{30} 代表尿道受照射的体积。预计划的目标是 $UV_5<150\%$,$UV_{30}<125\%$。同样,针对直肠剂量,在术后第 1 天理想情况下 $RV_{100}<1cm^3$,术后第 30 天,$RV_{100}<1.3cm^3$。

一、随访

术后随访包括直肠指诊、PSA 检查。PPB 治疗之后,最佳监测频率还没有建立,但每 6~12 个月间隔是合适的。为了比较不同放疗策略之间的结果,ABS 支持采用 Phoenix 定义,该定义认为当 PSA 超过治疗后最低值 2ng/ml 以上时为治疗失败。对于有高危因素的患者,更频繁的监测是合适的。不推荐常规超声引导下活检。如果出现 PSA 升高,可行前列腺活检,PPB 治疗后前 30 个月活检结果不能定性,可能出现假阳性,实际上是良性 PSA 反弹升高。

采用烧灼治疗直肠出血,或活检评价直肠是否异常,都可能会引起医源性直肠尿道瘘。ABS 建议尽可能避免这些检查和治疗。

二、个体化

ACR 和 ASTRO 最近出版关于 PPB 治疗指南作为有执照的密封源的使用者,放疗专家应重视工作流程、评价、治疗。有资质的物理师也要重视 PPB 的计划和质量保证。此外,多学科团队应包括泌尿外科医师、有资质的剂量师、放射治疗师和其他辅助人员。

ABS 进一步推荐,任何执行 PPB 机构都要遵守 ACR-ASRO 指南,并制定文件确保参加 PPB 的人员受到培训并有相应能力。所有初级员工要接受培训并取得资格。

小结

过去十几年,多中心回顾性临床研究已证明 PPB 安全、有效,被认为是治疗局限期前列腺癌的标准治疗手段。关于使用 PPB 的推荐要因危险组不同而不同。

低危患者:适合 PPB 单纯治疗,不需要常规联合 EBRT 或 ADT,除非前列腺体积需要减小,或者有其他特殊情况。

中危患者:可以是 PPB 单纯治疗的候选人(考虑风险因素的范围),但通常需要联合 EBRT 或 ADT。

高危患者:推荐 PPB 联合 EBRT 和 ADT。除了目前这些方式,还需要做前瞻性对照临床试验。

既往有 TURP 病史的患者也是 PPB 的候选人,这取决于 TURP 缺损的大小。总之前列腺大小不是 PPB 的禁忌证。使用 ADT 后 PPB 操作更容易。

自 1999 年出版 ABS 指南以来,前列腺近距离治疗得到广泛应用,所有临床实践均采用 CT 评估术后剂量。ABS 并不推荐一种插植技术优于另一种技术,强调所有患者都要做术后剂量评估。ABS 支持由有经验的从业医生施行,并做适当培训以消除不合格的治疗,使近距离治疗专家培训和资格更加规范化。我国这方面更应该加强。

(廖安燕　王俊杰)

参考文献

[1] Jemal A, Siegel R, Xu J, et al. Cancer statistics. CA Cancer J Clin, 2010, 60: 277-300.

[2] National Comprehensive Cancer Network. NCCN clinical practice guidelines in oncology. prostate cancer V. 3. 2010. [2011-07-16]. http://www.nccn.org/professionals/physician_gls/PDFl-prostate.pdf.

[3] Zelefsky MJ, Kuban DA, Levy LB, et al. Multi-institutional analysis of long-term outcome for

stages T1-T2 prostate cancer treated with permanent seed implantation. Int J Radiat Oncol Biol Phys, 2007, 67: 327-333.

[4] Sengupta S, Davis BJ, Mynderse LA, et al. Permanent prostate brachytherapy: Pathologic implications as assessed on radical prostatectomy specimens of broadening selection criteria for monotherapy. Urology, 2006, 68: 810-814.

[5] Bolla M, Van Tienhoven G, Warde P, et al. External irradiation with or without long-term androgen suppression for prostate cancer with high metastatic risk: 10-Year results of an EORTC randomized study. Lancet Oncol, 2010, 11: 1066-1073.

[6] Merrick GS, Butler WM, Wallner KE, et al. Androgen deprivation therapy does not impact cause-specific or overall survival in high risk prostate cancer managed with brachytherapy and supple-mental external beam. Int J Radiat Oncol Biol Phys, 2007, 68: 34-40.

[7] Stone NN, Potters L, Davis BJ, et al. Multicenter analysis of effect of high biologic effective dose on biochemical failure and survival outcomes in patients with Gleason score 7-10 prostate cancer treated with permanent prostate brachytherapy. Int J Radiat Oncol Biol Phys, 2009, 73: 341-346.

[8] Stock RG, Lo YC, Gaildon M, el al. Does prostate brachytherapy treat the seminal vesicles? A dose-volume histogram analysis of seminal vesicles in patients undergoing combined pd-103 prostateimplantation and external beam irradiation. Int J Radiat Oncol Biol Phys, 1999, 45: 385-389.

[9] Merrick GS, Butler WM, Wallner KE, et al. Variability of prostate brachytherapy pre-implant dosimetry: A multi-institutional analysis. Brachytherapy, 2005, 4: 241-251.

[10] Aronowitz JN, Croo JM, Michalski JM, et al. Inter-institutional variation of implant activity for permanent prostate brachytherapy. Brachytherapy, 2008, 7: 297-300.

[11] Smathers S, Wallner K, Korssjoen T, et al. Radiation safety parameters following prostate brachytherapy. Int J Radiat Oncol Biol Phys, 1999, 45: 397-399.

[12] Elshaikh MA, Ulchaker JC, Reddy CA, et al. Prophylactic tamsulosin (Flomax) in patients undergoing prostate 125I brachytherapy for prostate carcinoma: Final report of a double-blind placebo-controlled randomized study. Int J Radiat OncolBiol Phys, 2005, 45: 397-399.

第十四章 放射性粒子植入治疗围术期护理

第一节 概　述

放射性粒子植入治疗（radioactive seeds implantation therapy）是近距离治疗的一种，通过影像引导将具有放射性的粒子源植入肿瘤体内，通过放射性核素持续释放射线对肿瘤细胞进行杀伤，达到治疗肿瘤的目的[1-2]。此技术自 2001 年引入国内，经历十六年的发展，无论是理论、技术、质量控制都有了突飞猛进的变化，已逐渐成为肿瘤治疗的有效手段之一[3-4]。中国抗癌协会微创治疗专业委员会粒子护理学组 2013 年在广州成立，标志着粒子治疗护理学已向系统化、规范化、专业化发展。

第二节 术前护理常规

一、术前患者评估

（一）一般资料

了解患者一般情况，包括姓名、性别、年龄、既往史、家族史、过敏史、手术史和目前用药情况，评估患者既往健康状况，包括有无高血压、糖尿病、心脏病、肾病及甲亢。患者心理状况评估，包括文化程度，对疾病的理解能力，对压力的承受能力，介绍相关制度，医院环境等。

（二）手术耐受性

评估患者手术耐受性[5]，并根患者的文化程度及接受能力简单向患者及家属讲解放射性粒子植入术的相关知识，讲解手术方法、流程，消除患者的疑虑。

二、术前准备

（一）常规检查

血、尿、大便常规检查、凝血功能检查、血液生化检查、术前免疫八项检查、心电图、胸部 X 线片、肿瘤病理检查。

(二) 体位训练

根据粒子植入手术部位，协助患者进行体位训练，增加耐受能力，需每天两次，每次 2 小时，密切观察患者的耐受能力及舒适程度，及时调整。对于颜面部、颈肩部、胸部、腹股沟等存在病变的患者，应指导其进行仰卧位练习。对于肩胛、椎体、会阴、直肠等病变，应指导患者进行俯卧位练习。练习应循序渐进，确保手术顺利进行（图 14-1）。

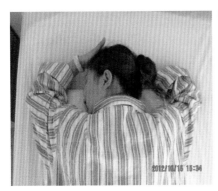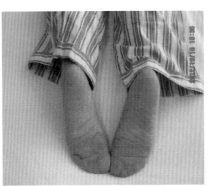

图 14-1　体位训练

(三) 饮食、休息与活动

肿瘤患者应给予高蛋白、富含维生素、脂肪含量低的饮食，忌食辛辣食物。为患者创造安静舒适的休息环境，使其保持身心舒畅，手术前一日晚可给予安眠药物，有助于睡眠。

(四) 一般术前准备

1. 术前饮食　为了防止因麻醉或手术过程中呕吐引起窒息，术前禁食、禁水 6 小时。

2. 手术区皮肤备皮　皮肤准备时间为术前一日，局部皮肤备皮后洗澡、更换清洁病号服。

3. 过敏试验　抗生素过敏试验，非离子型对比剂可不行过敏试验。

4. 膀胱准备　术前应排空膀胱，手术时间较长者术前应留置尿管。

5. 衣物准备　术前去除内衣裤，仅着手术服，手术当日更换新床单。

(五) 特殊准备

1. 鼻咽癌、舌癌患者术前配制漱口水清洁口腔，4 次/日[6]。

2. 肺部肿瘤咳嗽患者先给予止咳治疗，还要进行屏气训练。

3. 腹腔肿瘤患者局部手术区皮肤备皮，手术当日禁食 6 小时。

4. 盆腔肿瘤患者留置尿管，局部备皮，手术当日禁食 6 小时。

5. 妇科肿瘤患者阴道准备，阴道塞 OB 栓。

第三节 术中护理常规

一、一般护理

(一) 手术用物准备

1. 药品准备 聚维酮碘（碘伏）、0.9% 生理盐水、1% 利多卡因、丁哌卡因、5% 葡萄糖溶液、吸收性明胶海绵、止血药品、抢救药品。

2. 仪器准备 心电血压监测仪、氧气吸入装置、负压吸引装置、麻醉机（图 14-2）。

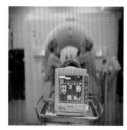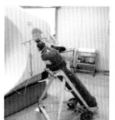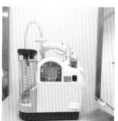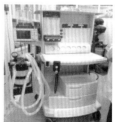

图 14-2 粒子植入手术必备设备

3. 手术器械准备 粒子植入器械包、粒子植入器、一次性植入针、粒子（需双人确认清点，并进行出库登记）。

4. 防护用品 铅眼镜、铅围脖、铅手套、铅衣、粒子巡检仪[7-8]（图 14-3）。

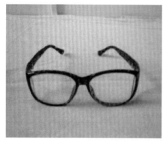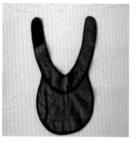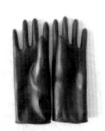

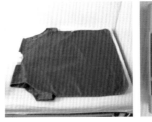
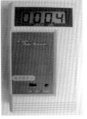

图 14-3　粒子植入治疗各种防护设备

5. 3D 打印模板处理　3D 打印模板后需要使用流动清水冲洗干净，放入清洁容器内，以万福金安消毒液浸泡 30 分钟取出（注意将模板完全浸泡）（表 14-1），使用前用无菌生理盐水冲洗模板，使用无菌纱布擦干后待用。（图 14-4）

表 14-1　万福金安消毒液配置方法

待消毒无菌物品	应用液配置（原液：水）	有效氯含量（mg/L）	时间（min）	方法
金属、非金属器械和其他物品灭菌	1：1.5	2000	30	浸泡
金属、非金属器械和其他物品消毒	1：2	1500	10	浸泡

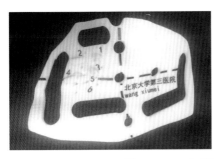
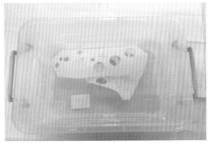

图 14-4　3D 打印模板的准备与消毒

（二）麻醉护理

根据患者疾病特点、手术部位及身体状况选择麻醉方式，包括局部麻醉、静脉麻醉、椎管内麻醉、全身麻醉等。

（三）手术体位准备

为使手术部位充分暴露，需要将患者安置于不同的手术体位，如仰卧位、俯卧位、侧卧位及截石位，安置体位时既要充分满足手术操作的需要，又要将手术体位对患者产生的影响及危险减少到最低程度。使用负压真空垫固定体位，科学、正确地安置体位可获得良好的术野显露，方便手术操作、缩短手术时间、提高手术成功率（图 14-5）。

1. 体位固定舒适　负压真空垫固定患者可以使患者身体的各个部位与真空垫完全贴合，并对患者身体形成支撑，达到舒适的手术体位[9-11]。

2. 体位固定安全　术中负压真空垫固定患者，体位要洽当，应考虑与 CT 床的位置关系，手臂不可过度外展，对患者身体不可过度挤压。

3. 视野暴露充分　手术中要充分暴露手术视野，使视野清晰，操作方便。

4. 固定个体化　负压真空垫要充分考虑到患者的体型及手术部位、手术要求，进行个体化塑形，便于手术操作。

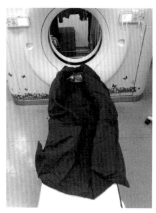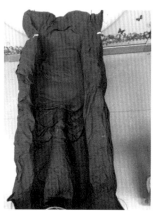

图 14-5　负压真空垫

术中护理人员要为患者充分讲解手术体位的重要性，取得患者的积极配合，并告知患者如有任何不适，可告知医护人员，予以对症处理。疼痛者应调整麻醉药物剂量，有不适者应予对症处理。

（四）密切观察生命体征及病情变化

1. 协助患者按手术部位要求摆好体位，对 B 超引导下粒子植入患者，术中应询问患者感受，手测脉搏，观测心率、呼吸等生命体征[12-13]。对于 CT 引导下植入的患者，需进行心电血压及血氧饱和度监测，观察患者生命体征，并注意患者心理感受，与患者多沟通交流，理解并安慰患者，减轻因疼痛或紧张带来的心理压力及生命体征的改变[14]。

2. 增强 CT 血管造影后，要及时询问患者有无不良反应，主动观察注药时血管情况以及患者反应，发现问题及时通知医师并积极配合抢救。

3. 对手术中的废弃物做好终末的消毒处理。

二、术中并发症的护理

1. 造影剂不良反应　观察患者皮肤反应，出现瘙痒、红疹、恶心、呕吐、寒战等，应立即停药，平卧，保持呼吸道畅通。根据需要遵医嘱给予地塞米松静脉推注，开放静脉，补液扩容，准备好抢救用品，如出现更严重反应，进行进一步抢救。

2. 生命体征变化　术中应密切观察患者生命体征变化，每隔 5 分钟测量血压一次，患者因情绪紧张、手术伤口疼痛，常会出现血压升高、心率增快，给予患者心理疏导，减轻患者紧张情绪，必要时遵医嘱给予降压及减慢心率的药物。

3. 出血　术中穿刺误伤或无法避开血管均可导致出血，包括伤口小血管出血以及深部较大血管出血，前者可行局部压迫止血，后者情况较为严重，应密切观察患者生命体征变化，监测血压、脉搏情况，观察患者的面色及穿刺部位，是否四肢发冷，是否出现出冷汗休克症状，正确记录出血量并及时通知医师，开放静脉，遵医嘱给予止血药物，及时请外科或介入科医师会诊。

4. 疼痛　护士应根据患者情况给予不同的护理措施，如手术疼痛应适当增加麻醉用药。对于心理因素，应给予心理疏导，告知患者烦躁的情绪会加重疼痛，要正确认识。

三、术中防护要点

术中做好医务人员及患者的防护工作[15]，术者穿铅衣，佩戴铅眼镜、铅围脖、铅手套（图 14-6）。长柄镊子夹取粒子仓，增加距离防护。快速植入粒子，增加时间防护。粒子现从铅罐中取出，避免长时间暴露，增加屏蔽防护。术后协助清点剩余粒子，检测手术场所有无粒子遗漏，确认植入粒子数目，详细记录。

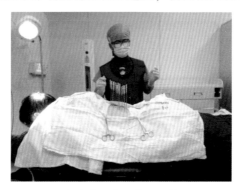

图 14-6　术者穿铅衣、戴铅眼镜和铅围脖

第四节　术后护理常规

一、一般护理

术后应协助患者转移到转运床上，为患者手术部位屏蔽遮挡，注意保暖，由医辅人员护送回病房，回病房后给予心电血压监护，持续低流量吸氧；24 小时内减少活动，以防粒子移位；密切观察患者生命体征变化，做好详细护理记录。

二、并发症的观察与护理

1. 造影剂护理　造影剂一般以肾小球滤过的形式经肾排泄，因此有一定的肾毒性，术后应鼓励患者多饮水，应保证 2000ml/d，观察患者尿量，发现问题及时通知医师。术后应观察患者有无瘙痒、红疹、恶心、呕吐、寒战等过敏反应的征兆，一旦出现，应立即通知医师，予以处理。

2. 感染的监测　观察患者体温的变化，因手术的损伤或因肿瘤组织坏死吸收会有不同程度的发热。一般体温波动在 37.5 ~ 38.5℃ 之间无需处理；若体温超过 38.5℃，予以物理降温；如果患者高热、寒战，体温超过 40℃ 应警惕感染的发生，立刻通知医生，给予相应的处置，及时更换衣物，保持患者清洁、舒适。

3. 疼痛的护理　帮助病人采取舒适体位，尽量减少不必要的搬动。疼痛不太严重时，一般不予处理；疼痛较重者根据医嘱给予止痛；疼痛持续加重者应及时报告医生处理。

4. 出血　术后注意观察穿刺点敷料有无渗血，24 小时内应密切观察患者血压的变化，发现有出血倾向及时通知医生，遵医嘱给予止血、补液等处置。

5. 肺栓塞　种植的粒子有可能会丢失或移位，可随血流迁移引起肺栓塞，术后如发现患者出现呼吸困难、胸痛、发绀等症状，应立即给予吸氧，同时报告医生，给予相应处置[16-17]。

6. 皮肤反应的护理（图 14-7）　注意皮肤保护，穿棉质、柔软衣物[18]。皮肤反应分级及处理：0 级：表浅肿瘤植入术后保护性给予三乙醇胺类药物外涂。Ⅰ 级：表现为滤泡样暗色红斑、色素沉着、干性脱皮、出汗减少等。给予三乙醇胺类药物或表皮生长因子外涂。Ⅱ 级：表现为明显红斑，伴有触痛、斑状湿性皮炎，中度水肿。给予三乙醇胺类药物或表皮生长因子外涂。Ⅲ 级：主要表现为融合性皮炎、凹陷性水肿。给予湿润烧伤膏外涂。Ⅳ 级：主要表现为坏死、溃疡和出血。需手术处理。

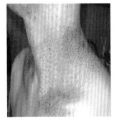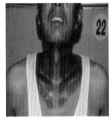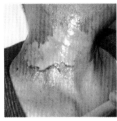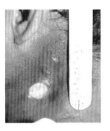

图 14-7　皮肤的放射损伤

三、无菌物品消毒处理

手术设备的严格管理关系到设备的使用寿命、损耗程度，因此，必须建立健全严格的管理制度。应根据手术设备的不同性质，采取不同的处理方法，以确保设备的正常运转，满足手术需要。

1. 建立档案、专人管理　为确保手术顺利进行，手术设备采购后应建立档案，由专人进行登记、管理及维修，并进行定期检查。

2. 应严格按照仪器设备的不同类型进行消毒处理，粒子植入枪、步进器等精密仪器应采取低温环氧乙烷灭菌方法消毒；粒子植入包可采取高温高压消毒方法。（图 14-8）

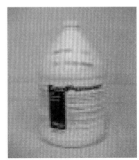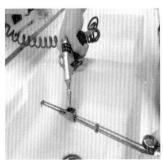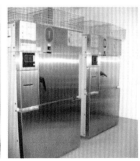

图 14-8　器械消毒

3. 放射性粒子植入设备要按照洗、刷、消三部曲处理，清洗，将快速多酶按 1：200 稀释（水温 10℃ ~65℃），浸泡 15 ~30 分钟，流动清水冲净器械表面的清洗液；洗刷，高压水枪冲洗后（植入枪、模板）用毛刷将管腔、缝隙刷洗干净，检查弹夹仓顶销弹簧，检查是否有粒子残留；消毒，清洗后的器械包好后分类消毒。

4. 手术中产生的废弃物品要严格按照消毒隔离垃圾分类条例处理，医用垃圾需严格与生活垃圾分类放置。

（范京红　王俊杰）

参考文献

[1] 王俊杰，冉维强，袁惠书，等．放射性^{125}I 粒子植入治疗头颈部肿瘤．中华放射医学与防护杂志，2006，26：23-26.

[2] 王俊杰．放射性粒子治疗头颈部癌进展．现代肿瘤医学，2010，18 (6)：1236.

[3] 王俊杰，黄毅，冉维强，等．^{125}I 粒子植入治疗前列腺癌临床应用．中华放射医学与防护杂志，2004，2 (1)：148-149.

[4] 朱丽红，王俊杰，袁惠书，等．转移及复发性骨肿瘤的放射性^{125}I 粒子植入治疗初探．中华放射肿瘤杂志，2006，15 (5)：407-410.

[5] Ridge JA. Squamous cancer of the head and neck: surgical treatment of local and regional recurrence. Semin Oncol, 1993, 20 (5): 419-429.

[6] 李金娜，王俊杰，冉维强，等．超声引导放射性^{125}I 粒子植入治疗舌癌方法建立与近期疗效．中华肿瘤防治杂志，2007，14 (13)：1016-1018.

[7] 王俊杰．放射性粒子近距离治疗肿瘤的生物学基础 // 王俊杰，修典荣，冉维强，等．放射性粒子组织间近距离治疗肿瘤．北京：北京大学医学出版社，2004：49-63.

[8] 刘晓光，袁惠书，刘忠军，等．放射性粒子植入近距离照射治疗脊柱肿瘤．中国脊柱脊髓杂志，2007，17 (5)：346-349.

[9] 曾自力．体位固定器对吸收剂量影响的探讨．中国辐射卫生，2005 (2)：112-113.

[10] 王巍，刘冉生，庄洪卿，等．肺癌放疗中胸部热塑体模与负压真空气垫固定摆位误差比较．中华放射肿瘤学杂志，2012，21 (3)：235-236.

[11] 毛梅桂，陆静，朱莉，等．食管癌调强适形放疗使用真空垫体位固定及护理体会．中国民康医学，2011，23 (21)：2726-2727.

[12] 王俊杰．放射性粒子组织间近距离治疗肿瘤．2 版．北京：北京大学医学出版社，2004.

[13] 米淑敏，田素青，李秋涛，等．放射性粒子组织间近距离治疗恶性肿瘤的护理 216 例．中国实用护理杂志，2005，(18)：56-57.

[14] 中华医学会．临床技术操作规范-放射肿瘤学分册.2006：117-118.

[15] 郝忠臣．碘 125 放射性粒子植入治疗原发性肝癌．吉林医学．2011，32 (36)：7805.

[16] Colonias A, Betler J, Trombetta M, et al. Mature follow-up for high-risk stage non-small-cell lung carcinoma treated with sublobar resection and intraoperative iodine-125 brachytherapy. Int J Radiat Oncol Biol Phys, 79: 105-109.

[17] 谢保琴，朱玲．C T 引导下放射性碘^{125}粒子植入治疗肺癌的护理．中国医疗前沿．护理论坛，2009，4 (9)：116-117.

[18] 焦德超，张福君，陆郦工，等．^{125}I 粒子组织间植入治疗肺恶性肿瘤．介入放射学杂志，2008，1 (3)：190-193.

第十五章　放射性粒子植入治疗防护

放射性粒子植入治疗属于永久性植入近距离治疗，是近距离治疗中应用广泛且较灵活的一种治疗方式[1]。它将一定规格的多个封装放射性籽源通过植入器植入针直接植入肿瘤组织中进行局部高剂量照射。^{125}I放射性粒子是一种低能量核素，半衰期为59.43天，主要发射光子能量为35.5keV的γ射线，组织穿透半价层为1.7cm，铅的半价层厚度为0.025mm。优势包括能量低，半衰期长，穿透距离短，易于防护，适用于生长缓慢的肿瘤治疗[1-6]。在^{125}I放射性粒子治疗过程中，医护人员、患者及其家属等周围人群均可能受到一定程度的电离辐射。因此，对^{125}I放射性粒子周围辐射剂量进行监测并采取有效的防护措施是非常必要的，^{125}I放射性粒子对患者及周围人群的辐射损害及其防护也越来越受到重视[1-9]。粒子植入的防护过程分为术前健康教育及防护、术中防护、术后防护，以及出院前对患者和家属的健康教育等。

第一节　术前健康教育

1. 入院当日，介绍相关制度，医院环境等。告知患者粒子植入的相关注意事项，并根据患者的文化程度及接受能力简单向患者及家属讲解放射性粒子植入术的相关知识，了解手术方法，消除患者的恐惧。

2. 在患者术前，放射性粒子操作前，主管护士按照手术部位免费发放放射性防护服，做好患者或家属签名的工作（图15-1）。

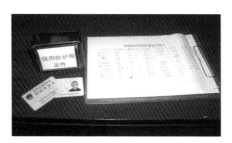

图15-1　铅衣使用登记表

3. 术前防护措施

（1）粒子的运输和保管：^{125}I放射性粒子属于I类低比活度放射性物质，运输时，粒子应装入铅罐，用 A 型包装后，包装表面剂量率小于国家允许的辐射水平（<5μSv/h）。包装表面标有 A 型标志，可与非放射性物质一起运输、携带或邮寄。保管时应装入铅罐内锁入保险箱，由专人保管。

（2）术前准备：①根据治疗正当化、最优化的原则，制订合理的治疗计划，包括粒子选择、植入方式、粒子数量、总活度、模拟剂量及其分布；②辐射防护用品：铅衣、铅帽、铅围脖、铅手套及防护眼镜、长柄镊子等；③放射性废物桶；④能监测低能射线影响的个人剂量计；⑤γ射线监测仪；（图 15-2）；⑥熟练的操作，缩短接触放射源的时间。

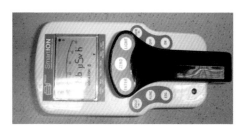

图 15-2　γ 射线监测仪

第二节　术中防护

术中防护措施包括以下几点。

1. 正确使用防护物品和个人剂量仪。

2. 进行粒子植入时，使用长柄镊子取放粒子，粒子仓口向外，尽量远离人体，植入粒子应迅速。有监测研究结果显示，距离放射源越近辐射剂量越强，手术医生距离最近。虽然国家标准规定的放射工作人员辐射剂量限值为 25μSv/h，但遵照防护最优化原则，工作人员仍应注意防护，尤其是手术医生应特别注意防护。如穿有围脖的 0.18～0.25mm 铅当量的含铅防护衣，戴防护铅眼镜、含铅手套等（图 15-3，图 15-4）。有研究监测，0.18～0.25mm 铅当量含铅防护衣可屏蔽 90%～99% 的 ^{125}I 粒子辐射剂量[7-8]。

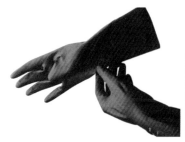
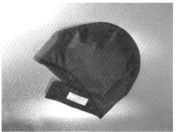

图 15-3　粒子手术所用防护手套和围脖

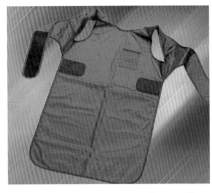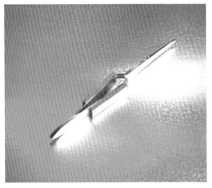

图 15-4　粒子手术所用长柄镊子和防护铅衣

3. 注意检测丢弃的粒子，需将其放入铅罐内，送回核医学科保管，术后需用 γ 射线监测仪仔细检测工作台面及地面有无遗留粒子，发现后即时处理。

第三节　术后防护

1. 患者术后在手术室即可给予防护，穿或盖上 0.18 ~ 0.25mm 铅当量防护衣，在转运过程中，保护患者家属和转运工作人员的安全（图 15-5）。

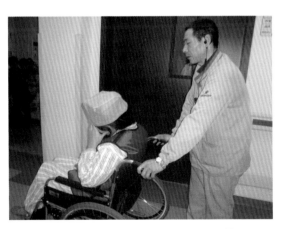

图 15-5　患者在转运过程中开始防护

2. 粒子术后防护的三原则：屏蔽防护、时间防护和距离防护[1-9]　对于粒子植入术后的患者，责任护士在床头给予标识，提醒所有工作人员，该患者需进行放射防护（图 15-7）。

屏蔽防护：屏蔽防护的原理是射线穿透物质能减弱射线的强度，达到防护

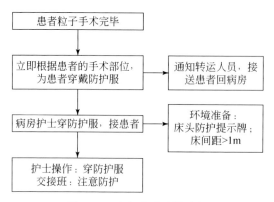

图 15-6　患者术后防护流程

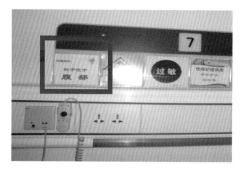

图 15-7　放射防护床头标识

的目的。在护理中，我们的患者术后即刻根据手术部位穿上防护铅衣。

　　时间防护：同一距离点，密切接触者接受的剂量率随时间延长而减小，显示与粒子植入患者接触时间越长，受照射的辐射剂量越大，反之，越小，提示植入粒子术后密切接触者可采取时间防护，应适当减少与患者的接触时间。根据研究结果，6 个月后无需防护。

　　距离防护：距离防护是外照射防护的一种有效方法，照射剂量与距离的平方成反比。研究显示，同一时间点，密切接触者接受的剂量率随着其与患者的距离增加而减小，提示在不影响正常工作、交际、生活等的情况下，密切接触者可采取距离防护，应远离植入粒子患者，以降低机体受照剂量。在住院期间，我们根据研究结果，认为距离大于 1 米为安全距离。

　　3. 患者出院或死亡后的处理　患者出院后，按照医院的出院患者床单位*要求，进行整理，并且用"电离巡测仪"对患者的床、床头柜、卫生间等进行巡

　　* 床单位是护理中对病床、床头桌和床下物品的统称。

检，观察是否有粒子脱落。

根据中华人民共和国 GB16360-16 "临床核医学放射卫生防护标准"规定，植入 ^{125}I 粒子放射性在 $3.7×10^9Bq$ 以下时（相当于植入 100 颗 ^{125}I 粒子），早期死亡火化的尸体无需特殊防护。

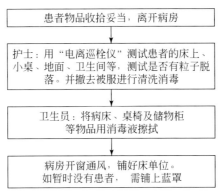

图 15-8 出院患者床单位处理流程

第四节 出院前健康教育

患者在出院前，护士需向患者和家属进行出院后的防护宣教，内容包括：

1. 患者出院后仍需做好防护工作，植入粒子活度大，距体表较浅的患者，应穿含 0.18~0.25mm 铅当量的防护衣。粒子植入后 6 个月内，不与家属同住一张床，且床间距最好在 1 米以上，孕妇和未成年人不得与患者同住一室。

2. 粒子植入术后 6 个月内如不穿防护衣应尽量不到人群密集的场所，或保持 1 米以上的距离；避免与儿童、哺乳妇女、孕妇及育龄妇女近距离接触，不要怀抱婴儿。患者术后 6 个月后无需防护。

3. 如粒子从体内掉出，用镊子捡起，放入铅罐中。应立即送回医院交给医护人员，不可随意丢弃放置。

（王攀峰 王俊杰）

参考文献

［1］王俊杰，冉维强，袁惠书，等．放射性 ^{125}I 粒子植入治疗头颈部肿瘤．中华放射医学与防护杂志，2006，26：23-26.

［2］王俊杰．放射性粒子治疗头颈部癌进展．现代肿瘤医学，2010，18（6）：1236.

［3］王俊杰，黄毅，冉维强，等． ^{125}I 粒子植入治疗前列腺癌临床应用．中华放射医学与防护杂志，2004，2（1）：148-149.

［4］朱丽红，王俊杰，袁惠书，等 . 转移及复发性骨肿瘤的放射性[125]I 粒子植入治疗初探 . 中华放射肿瘤杂志，2006，15（5）：407-410.

［5］刘晓光，袁惠书，刘忠军，等 . 放射性粒子植入近距离照射治疗脊柱肿瘤 . 中国脊柱脊髓杂志，2007，17（5）：346-349.

［6］王俊杰 . 放射性粒子组织间近距离治疗肿瘤 . 2 版 . 北京：北京大学医学出版社，2004.

［7］李健敏 .[125]I 粒子植入术后密切接触者辐射剂量监测及防护 . 河北医科大学，硕士学位论文 .［2016-06-15］. http：//d. wanfangdata. com. cn/Thesis/Y2337562.

［8］卓水清，陈林，张福君，等 .[125]I 放射性粒子植入术后患者周围辐射剂量的监测 . 癌症，2007，26（6）：666-668.

［9］毛仙芝，黄中柯，狄小云，等 .[125]I 碘粒子组织间放疗时医护人员辐射安全的研究 . 中国医学物理学杂志，2008，25（2）：657-658，603.

第十六章 近距离治疗靶区定义
及处方剂量

第一节 近距离治疗专业术语

一、靶区及危及器官定义

根据国际辐射单位及测量委员会（The International Commission on Radiation Units and Measurement，ICRU）第 83 号报告[1]，放射治疗中所涉及的靶区及危及器官主要作如下定义。

1. 肿瘤区（gross tumor volume，GTV）：指肿瘤的临床病灶，是通过各种诊断手段（如 CT、MRI、PET、DSA 等）能够诊断出的，可见或可证实的具有一定形状和大小的病变范围，包括原发灶（GTV-T）、转移淋巴结（GTV-N）和其他转移灶（GTV-M）。

2. 临床靶区（clinical target volume，CTV）：指包含 GTV、亚临床灶、肿瘤可能侵犯范围及区域淋巴结。CTV 是在静态影像上确定的，没有考虑器官运动和治疗方式。

3. 内靶区（internal target volume，ITV）：由于 GTV 和 CTV 没有考虑呼吸或器官运动等原因所导致的靶区变化，为了确保 CTV 的准确照射，在肿瘤坐标中定义 CTV 外边界运动的范围为内靶区。ITV 可由模拟机或 CT/MRI/PET 的时序影像确定。

4. 计划靶区（planning target volume，PTV）：指包括 CTV、ITV 等由于摆位误差、治疗机误差及治疗间/治疗中靶区变化等因素而扩大照射的组织范围。为了确保 CTV 内每一点都能真正得到处方剂量的照射，在设定 PTV-CTV 边界时需要考虑 CTV 位置、形状、大小等内部因素，以及布野、插植照射技术等外部因素。

5. 治疗区（treated volume，TV）：由于治疗技术限制造成处方剂量所包括的区域与 PTV 不同，因此定义某一剂量线/面所包绕的范围为治疗区，该等剂量线/面主要由放疗医师来确定。

6. 危及器官（organ at risk，OAR）：指可能被照射区域所包括的正常组织或器官，它们的耐受剂量将显著影响治疗计划或处方剂量。理论上，所有的非靶区正常组织都是危及器官，但实际上由于 GTV、CTV 的位置及处方剂量各异，危及器官亦有所不同。

7. 计划危及器官（planning organ at risk，PRV）：与 PTV 类似，PRV 也是一个几何的概念，包括摆位误差及治疗间/治疗中 OAR 的移动范围。临床上对串行器官（如脊髓、脑干）的外扩较为常用。

8. 其他危及区（remaining volume at risk，RVR）：指放射治疗中靶区及危及器官以外未明确定义的区域。

二、处方剂量

临床常用的处方剂量主要分为参考点处方、参考等剂量线处方以及剂量-体积限值处方三种方式。

（一）参考点（reference point）处方

即处方剂量在靶区内的特定点。ICRU 83 号报告对参考点（ICRU reference point）的选择作了如下建议：

（1）参考点的剂量应与临床相关。

（2）参考点应能清晰明确地定义。

（3）参考点位置应方便剂量精确给定。

（4）参考点应避开高剂量梯度区。在满足了上述建议的情况下，参考点一般应位于 PTV 的中心或附近，某些情况下也可能在射束交叉点上。

（二）参考等剂量线处方

即处方剂量在包绕靶区的特定等剂量线上。一般情况下选定的等剂量线应能确保靶区所受剂量能够满足对肿瘤局部控制率的要求。

（三）剂量-体积限值处方

即对靶区要求处方剂量的体积达到一定的约束值，例如：①剂量学参数指标：D_{90}。处方剂量的靶体积（V）百分比，常用 V_{200}、V_{150}、V_{100}、V_{80} 和 V_{50} 等；②靶区达到处方剂量的百分数（D），常用 D_{100}、D_{90} 和 D_{80}；靶体积比（TVR），理想 TVR＝1。上述处方描述方式常用于近距离放射治疗。

由于放射性粒子可以被精确地放置于肿瘤治疗的部位，近距离治疗可实现局部高剂量放疗。此外，由于放射源可以被准确地放置于肿瘤靶区中或邻近位置，在患者移动或体内肿瘤运动时，放射源与肿瘤的相对位置可保持不变。因此，放射源可以在靶区内保持准备的定位[2-3]。这一特点使得临床医师可以获得很高的剂量适形度——保证整个肿瘤获得最佳的照射剂量，同时减少肿瘤周围正常组织、器官和结构的损伤的风险，进而提高治愈和保留器官功能的可能性[4]。

第二节　CT引导3D打印个体化模板辅助 放射性粒子植入治疗技术流程

CT引导3D个体化模板辅助放射性粒子植入治疗肿瘤是全新的粒子治疗模式，治疗过程中严格的质量控制是决定手术成功的关键。根据我们的经验，初步对CT引导结合3D打印个体化模板辅助放射性碘-125粒子植入技术流程进行规范，包括术前放射性粒子植入治疗适应证选择、术前模拟CT定位、术前计划设计、3D个体化模板打印、复位和固定模板、插植粒子针与粒子植入、术后剂量验证并出具报告共8个环节。任何患者放射性粒子治疗均需要经历这八个步骤。如果把整个治疗过程比喻成一条生产线，那么每个环节就是这条生产线上的一个

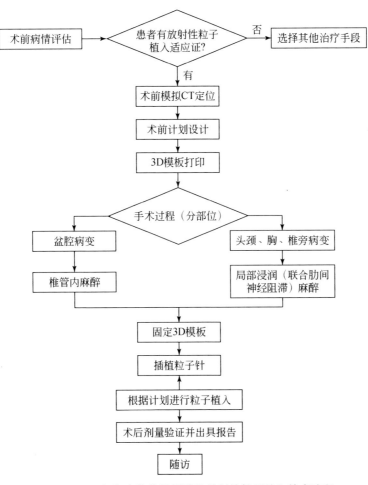

图16-1　3D打印个体化模板辅助放射性粒子植入技术流程

步骤。这些环节的有机结合、严格质量控制，是 CT 引导 3D 打印个体化模板辅助放射性粒子植入治疗取得成功的关键。任何一个环节出现差错，都会影响整个粒子植入治疗的质量（图 16-1，表 16-1）。

　　CT 引导 3D 个体化模板辅助放射性粒子植入的具体实施需要一支多学科合作团队，其中包括外科医师或介入医师或放射肿瘤医师、放射物理师、治疗师、护士、麻醉师。在某些特定情况下，还需要外科医师。

　　肿瘤医师负责粒子治疗患者适应证选择，确定所需治疗方案[5]。明确患者治疗部位和所需处方剂量。近距离治疗时，外科医师、介入医师、放射肿瘤医师均可以参与，如插植导管，插植针。肿瘤医师、医学物理师和剂量师共同商讨确定处方剂量、针道设计、危险器官剂量限制等。之后物理师、剂量师进行精确靶区、危险器官剂量计算、优化和出具计划报告。放射治疗技师接受过专业的培训，可辅助实施治疗。

表 16-1　北京大学第三医院 CT 引导 3D 打印个体化模板辅助放射性粒子植入技术流程

阶段	执行者
术前病情评估	
1. 采集病史、体格检查、复习病理资料，明确诊断	
2. 完善影像学检查，评估肿瘤情况	医师
3. 术前常规化验检查，评价身体一般情况和重要脏器功能	
患者放射性粒子植入适应证评估	
1. 手术或外放疗后复发；或不接受手术、外放疗患者	
2. 有合适的穿刺路径	
3. 无出血倾向或高凝状态	
4. 身体一般情况可（KPS>70 分）	医师
5. 可耐受放射性粒子植入术	
6. 预计生存时间大于 3 个月	
术前 CT 模拟定位	
1. 术前讨论，再次明确适应证，评估手术安全和风险，初步计划穿刺体位、穿刺路径	医师、物理师
2. 定位前准备	
（1）患者手术体位训练：仰卧、俯卧、侧卧	
（2）根据具体部位进行术前准备工作：备皮。禁食、肠道准备、造影、阴道 OB 栓、膀胱准备。必要时给予止咳、止痛治疗等。盆腔治疗时建议排空膀胱，尤其采用仰卧位者，留置导尿管	治疗师、护士
（3）体位固定器的预选择：头部固定器、真空垫。必要时联合定位膜等其他固定器	

续表

阶段	执行者
3. 模拟 CT 扫描 （1）体位固定：原则上选择便于操作的体位，兼顾患者舒适性和耐受性 （2）强化 CT 平扫 （3）确定肿瘤范围：原则上选择最大层面上，肿瘤中心垂直对应的皮肤点 为定位针标记点。必要时头尾向可增加定位针 （4）利用激光线：利用激光坐标，体表标记画出进床、升床、左右激光线位置。手术需要局麻患者体表勾画出肿瘤体表轮廓。体位固定器（真空垫）上标记激光标记点 （5）标记体表金属标记点	医师、治疗师

术前计划设计

1. 将定位 CT 扫描的图像及相关影像学信息传输至治疗计划系统 2. 勾画靶区和危及器官、设计针道、确定处方剂量、危险器官剂量 3. 医师和物理师共同进行计划设计 4. 两名医师审核计划	医师、物理师

3D 模板打印

1. 根据术前计划打印模板，标记激光线，针道标号 2. 验证预留引导柱的针孔通畅	物理师

放射性粒子植入手术过程

1. 盆腔病变 （1）物品准备：模板浸泡消毒；消毒合格手术包、植入器、常用穿刺针；如需破骨需要破骨针 （2）硬膜外联合椎管内麻醉时，应提前一天提交麻醉申请单，并电话通知麻醉科总住院医师，术前当日禁食，插尿管 （3）复位：参照体表与体位固定器表面激光标记点摆位、复位 （4）消毒 （5）3D 模板复位：插入固定针（建议 3 根），CT 扫描，确定模板位置重复较好 （6）铺巾。将植入针置入引导柱。增强扫描，根据针的伪影判断穿刺路径是否会伤及大血管、肠管和神经（若周围无大血管等危险器官，可省略增强扫描，直接插入植入针） （7）插入植入针（适度进针，保留预定深度 1~2cm） （8）复扫 CT，调整并确定植入针的位置 （9）按照术前计划进行粒子植入（术中优化） （10）复扫 CT，了解粒子分布情况 2. 头颈、胸、椎旁病变 （1）物品准备同前	医师、物理师、治疗师、护士

阶段	执行者
（2）复位：参照体表标记与体位固定器表面激光标记摆位 （3）局部消毒（15cm）、浸润（胸部肿瘤治疗时，需要结合肋间神经阻滞）麻醉 （4）3D 打印模板位置复位：插入固定针（建议 3 根），CT 扫描，确定模板位置，重复性好 （5）铺巾。将植入针全部置入引导柱。增强扫描，根据针的伪影的延长线判断穿刺路径是否会伤及大血管、肠管、神经、脊髓等危险器官（若周围无大血管等危险器官，可省略增强扫描，直接插入植入针） （6）插入植入针（适度进针，保留预定深度 1～2cm） （7）复扫 CT，调整并确定植入针位置 （8）按照术前计划进行粒子植入或者根据术中需要进行计划优化 （9）复扫 CT，确定粒子分布情况（胸部病变了解有无气胸、血胸）	医师、物理师、治疗师、护士

术后剂量验证并出具报告

1. 术后 CT 图像传至计划系统，流程同术前计划，术后剂量评估 2. 勾画靶区及危及器官，GTV 建议术前靶区拷贝至术后 CT，以减少勾画靶区误差 3. 各级医师、物理师签字确认	医师、物理师

随访	医师、护士

（张喜乐　王俊杰）

参考文献

［1］ International Commission on Radiation Units and Measurements. Prescribing, recording, and reporting photon-beam intensity-modulated radiation therapy（IMRT）. Oxford：Oxford University Press，2010.

［2］ Pagola M，Vivas I，López JM. CT-guided permanent brachytherapy for patients with medically inoperable early-stage non-small cell lung cancer（NSCLC）. Lung Cancer，2008，61（2）：209-213.

［3］ 王俊杰，庄永志. 放射性粒子近距离治疗肿瘤. 中国微创外科杂志，2001，1（3）：187-191.

［4］ 王俊杰. 放射性粒子植入治疗肿瘤. 当代医学，2009，15（29）：632-634.

［5］ 王忠敏，黄钢，陈克敏，等. 放射性粒子组织间植入治疗技术指南的建议. 介入放射学杂志，2009，18（09）：641-644.

第十七章 3D打印精准粒子植入仪器设备

3D打印精准放射性粒子植入的仪器与设备主要包括：放射源；计算机三维治疗计划系统；粒子植入辅助设备，如植入器、植入针、模板、影像引导系统、体位固定装置、辅助穿刺定位装置、粒子装载设备、放射防护设备及射线监测仪器等。

第一节 放射性粒子源与治疗计划系统

一、放射源

放射源即放射性粒子，国际上用于永久性植入的核素主要有^{125}I粒子、^{103}Pd粒子（表17-1）。目前国内临床最常用的为6711型^{125}I粒子，它是将放射性核素^{125}I吸附在银棒上，外裹钛金属壳制成长度4.5mm、直径0.8mm的封闭式微型放射源。此核素的特点是半衰期较长，应用方便，能量较低，易于防护[1-3]（图17-1，图17-2）。

表 17-1　常用放射源及其特征参数

放射源	半衰期（d）	平均能量（keV）	半价层（mmPb）	初始剂量率（cGy/h）	RBE
^{125}I	60.2	27.4	0.025	7.7	1.4
^{103}Pd	16.8	21	0.008	18	1.9

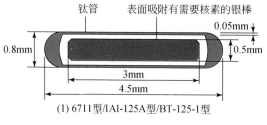

(1) 6711型/IAI-125A型/BT-125-1型

图 17-1　放射性^{125}I粒子

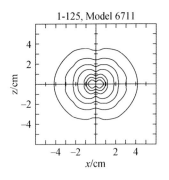
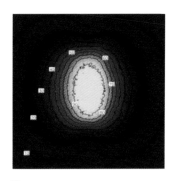

图 17-2　放射性^{125}I 粒子

二、计算机三维治疗计划系统

计算机三维治疗计划系统即 TPS，是放射性粒子治疗的核心部分，美国近距离治疗学会（ABS）规定，所有进行粒子植入治疗的患者必须行术前治疗计划及术后验证，给出预期和植入后的剂量分布以及重要危及器官的受量[4]。在 3D 打印精准粒子植入术中，三维治疗计划系统的地位和重要性更显得尤为突出。术前必须严格根据 TPS 设计 3D 模板，设定穿刺进针路径及粒子布源位置，导出数据包制作 3D 模板，以确保治疗计划与术中治疗过程的一致性。TPS 还可与院内PACS 系统网络连接，将 DICOM 影像数据进行直接传输，实现术中实时计划或术中剂量优化（图 17-3）。

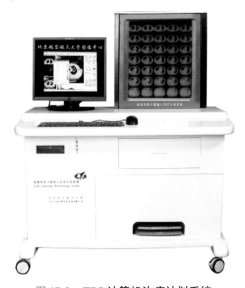

图 17-3　TPS 计算机治疗计划系统

第二节　粒子植入治疗的辅助设备

一、粒子植入辅助设备

1. 植入器　美国生产的笔式粒子植入器，俗称 MICK 枪（图 17-4），主要适于超声引导截石位下经会阴前列腺癌的粒子植入。此技术在本世纪初引入国内后，迅速扩展到全身多个器官，诸如头颈部、肺、肝、胰腺、盆腔等部位的实体肿瘤，我国逐步研发出更适用于常规体位下使用的国产精准植入设备。早期研制的转盘式植入器（图 17-5）操作烦琐，易卡粒子，现已淘汰。当前临床应用较广的为枪式植入器。分为：①TRH-Ⅰ长型植入器：是借鉴了进口植入器，带有模板插座、轮状旋钮和手柄的长枪式植入器（图 17-6）。②TRH-Ⅱ短型植入器：为手枪式短型植入器，将模板插座、进退尺条、旋钮均省略，手动提拔退针长度，内设血液防回流装置，防止术中操作时血涌入弹夹内。植入器体型小巧，对于常规体部肿瘤粒子植入操作较为方便（图 17-7）。

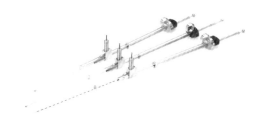

图 17-4　用于前列腺癌粒子植入的美国笔式植入器

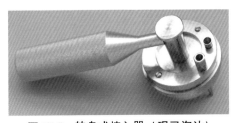

图 17-5　转盘式植入器（现已淘汰）

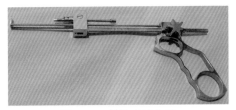

图 17-6　长枪式植入器

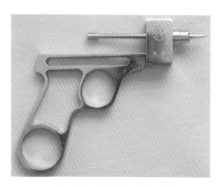

图 17-7　短枪式植入器

2. 植入针　粒子植入针直径一般为 18G，设计内有针芯，外有套管，针座与植入器衔接，用推杆将粒子推送入瘤体。美国植入针（图 17-8）需配套 MICK 枪使用，针尖为棱锥型，穿刺精度高。缺点是针体无明确数字刻度标识，针座与国产常规植入器无法匹配。国内使用较广的日本八光针（图 17-9），并非专用于粒子植入的穿刺针，但可与国产植入器配套使用，针套管有 5、10、15 刻度标识，且有一可活动的圆柱形限位游标，用来标识穿刺针预计进针深度。缺点是针尖为斜面型，行程越长越易发生偏移，导致穿刺精度不够。目前国内正在研发专门用于粒子植入术的穿刺针。

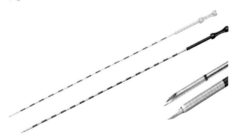

图 17-8　美国粒子植入针

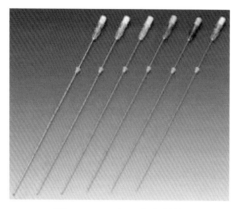

图 17-9　日本八光穿刺针

3. 模板 主要分为传统模板和 3D 打印模板。传统模板分为前列腺粒子植入标准模板（图 17-10）及肺部粒子植入标准模板（图 17-11）。3D 打印模板又分为个性化非共面模板（图 17-12）及共面模板（图 17-13）。3D 打印模板技术的应用和普及，将成为放射性粒子植入技术又一具有里程碑意义的进展。它解决了多年来国外平面模板技术只能用于前列腺癌治疗，而非共面模板技术无法实施的技术难题，实现了术前计划与术中实施的吻合，使粒子植入剂量学质量控制得到保障。3D 打印共面模板，是在保证平行进针的前提下，将 3D 技术引入传统模板，利用患者的医学影像数据为其量身定制出与其解剖结构相匹配的模板，且模板孔径、厚度可按要求订制，适当增加厚度，可使穿刺针在模板中行程加长，减少组织内偏移，从而增加穿刺精度。且 3D 打印模板为一次性使用，消除了劳动密集型清洗、浸泡和重复消毒的需要，同时减少了生物及化学污物残留以及不同患者反复使用交叉感染的风险。

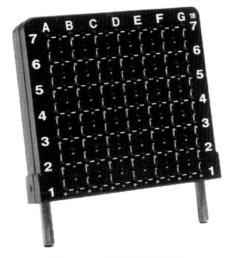

图 17-10　前列腺标准模板

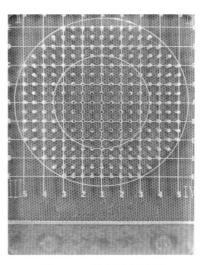

图 17-11　体部标准模板

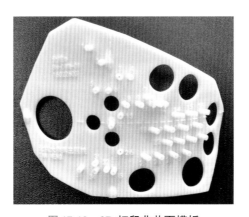

图 17-12　3D 打印非共面模板

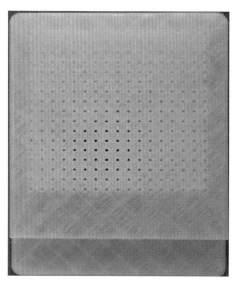

图 17-13　**3D 打印共面模板**

4. 粒子植入的影像引导系统大多采用 CT 或超声。CT 主要应用于头颈部、胸部、肝脏、盆腔和椎体肿瘤等。超声引导主要用于前列腺癌、胰腺癌和全身浅表淋巴结转移癌等。CT 引导具有定位精度高、空间分辨率高的优势，超声引导相对操作便捷快速，且为实时成像。国内学者采用 MRI、PET-CT 或支气管镜引导，亦有独到优势[5-7]。

5. 体位固定装置　放射性粒子精准植入的体位固定通常采用负压真空垫（图 17-14）。粒子植入术中患者需根据不同进针路径要求摆放手术体位，并全程保持姿势固定。连接电动真空泵抽气后，负压真空垫可按患者术中体位进行个体化塑形并固定患者，确保人与 CT 床之间相对位移为零，最大限度地降低患者的移动发生率和移动幅度，是确保粒子植入术精准实施的重要环节。

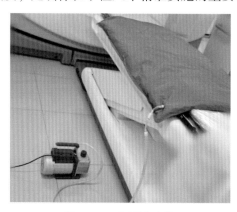

图 17-14　**负压真空垫**

6. 穿刺辅助定位装置即穿刺固定架 主要分为前列腺超声引导穿刺固定架（图 17-15）及 CT 连床式体部穿刺定位支架（图 17-16）。CT 连床式体部穿刺定位支架，又称为粒子植入校准系统，主要用于术中穿刺和粒子植入的精确定位。它可与 CT 机床无缝连接，CT 扫描确定层面和倾角后，通过调节万向杆及模板，可使其与 CT 机三轴直角坐标完全融合，满足临床治疗上不同方向和角度的需求，真正做到三维立体精确定向，极大地提高手术穿刺和粒子植入的精准度。国外文献还报道了其他自动辅助系统：如 MRI 引导前列腺放射性粒子治疗机器人[8]、B 超引导前列腺粒子治疗机器人辅助系统[9]以及肺部肿瘤粒子植入治疗辅助机器人系统[10-11]，这些研究成果已经初步实现图像引导介入治疗系统的功能，但都还未投入临床。国内相关院所也正在加大精准粒子植入辅助机器人方面的研究力度，并有望在近年内投入临床应用[12]。

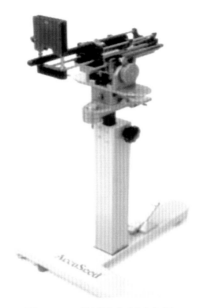

图 17-15 前列腺穿刺固定架

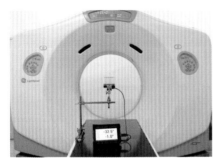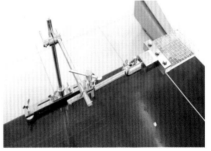

图 17-16 CT 连床式体部穿刺定位架

7. 粒子植入专用骨钻　它是用于头颈部、胸、腹及盆腔各部位肿瘤粒子植入时遇肋骨、椎体等骨质结构，穿刺针无法通过时进行精准打孔的电动微创装置，可与目前市场上现有粒子植入穿刺针无缝衔接，将钻孔与穿刺同步完成，钻孔速度和深度可控，可快速精准到达既定施术部位，确保粒子植入术前 TPS 计划与术中实施的一致性（图 17-17）。

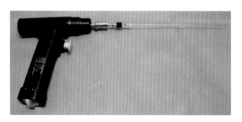

图 17-17　粒子植入专用骨钻

8. 粒子装载、运输及消毒系统　包括粒子仓和粒子装载台。本系统集装载、运输、消毒为一体，粒子仓（图 17-18）设有消毒蒸汽与冷凝水分流与排气装置，外加一带提梁旋转螺栓旋紧，方便运输及消毒。粒子装载台为凹型（图 17-19），方便装填粒子。

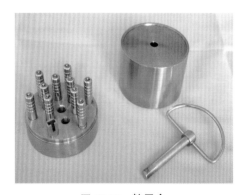

图 17-18　粒子仓

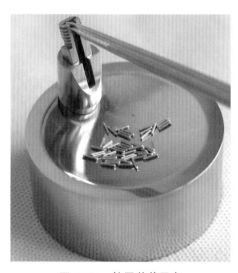

图 17-19　粒子装载平台

第三节　放射防护设备

1. 放射防护设备　铅衣、铅围脖、铅眼镜及铅手套（图 17-20）。

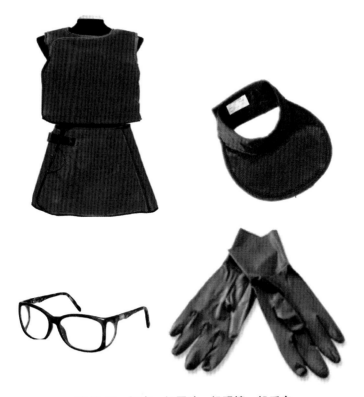

图 17-20　铅衣、铅围脖、铅眼镜、铅手套

2. 粒子活度测量仪　测量粒子活度（图 17-21）。

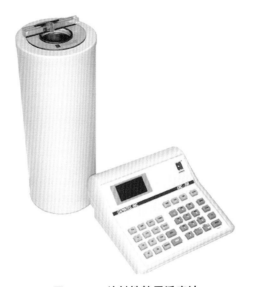

图 17-21　放射性粒子活度计

3. 粒子探测器 粒子植入后探测是否有粒子丢失 (图 17-22)。

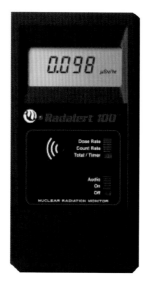

图 17-22 粒子探测器

(柴树德 霍 彬 陈宝明)

参考文献

[1] Gupta VK. et al. Brachytherapy-past, present and future. J Med Physics, 1995, 20: 31-38.

[2] Rivard MJ, Melhus CS, Sioshansi S, et al. The impact of prescription depth, dose rate, plaque size, and source loading on the central axis using [103]Pd, ^{125}I, and [131]Cs. Brachytherapy, 2008, 7: 327-335.

[3] Nag S, Bice WS, Degaert K, et al. The American Brachytherapy Society recommendations for permanent prostate brachytherapy postimplant dosimetric analysis. Int J Radiat Oncol Biol Phys, 2000, 46: 221-230.

[4] 柴树德, 郑广钧, 王俊杰, 等. 放射性粒子植入治疗胸部肿瘤. 北京: 人民卫生出版社, 2012: 4-9.

[5] 邢刚, 柴树德, 郭德安, 等. MRI 靶区定位在不张型肺癌[125]I 粒子植入治疗中的应用. 实用放射学杂志, 2011, 27 (7): 1021-1024.

[6] 霍彬, 侯朝华, 叶剑飞, 等. CT 引导术中实时计划对胸部肿瘤[125]I 粒子植入治疗的价值. 中华放射肿瘤学杂志, 2013, 22 (5): 400-403.

[7] 王俊杰, 袁慧书, 王皓, 等. CT 引导下放射性[125]I 粒子组织间植入治疗肺癌. 中国微创外科杂, 2008, 8 (2): 119-121.

[8] Tempany C, Straus S, Hata N, et al. MR-guided prostate interventions. J Magn Reson Imaging, 2008, 27 (2): 356-367.

［9］ Fichtinger G, Fiene JP, Kennedy CW, et al. Robotic assistance for ultrasound guided prostate brachytherapy. Med Image Anal, 2008, 12（5）: 535-545.

［10］ Ma GW, Pytel M, Trejos AL, et al. Robot-assisted thoracoscopic brachytherapy for lung cancer: Comparison of the ZEUS robot, VATS, and manual seed implantation. Computer Aided Surg, 2007, 12（5）: 270-277.

［11］ Lin AW, Trejos AL, Mohan S, et al. Electromagnetic navigation improves minimally invasive robot-assisted lung brachytherapy. Computer Aided Surg, 2008, 13（2）: 114-123.

［12］ Jiang Shan, Guo J, Liu S, et al. Kinematic analysis of a 5-DOF hybrid-driven MR compatible robot for minimally invasive prostatic interventions. Robotica, 2012, 30（7）: 1147-1156.

附录

附录 1　3D 打印模板申请单

北京大学第三医院放射治疗科

预约时间：

3D 打印模板辅助放射性粒子 CT 定位申请　　病案号：

患者信息 Patient Information

姓名 Name	性别 Gender	体重　　　kg Weight	出生日期　　　年　　月　　日 Birthdate
拼音 Phoneticize	身份证号 ID		电话 Tel.
临床诊断： Clinical Diagnos is		分期： Stage	病理 Pathology
既往史 Past History	□既往粒子植入　间隔时间_____□传染病		

定位扫描条件 Positioning Scan Condition

定位前准备 Positioning prep-aration	□ 导尿　　□ 憋尿　　□排空膀胱□ OB 栓　　□ 肠道准备 □ 口服造影剂（时间_____量_____浓度_____）　□ 真空垫 □ 备皮（□头颈部（左、右）□胸部 □腋下（左、右）□会阴部） □ 其他_____
定位部位 Fixed-position	□ 头颈部　　□ 胸部　　□ 椎体/椎旁（C/T/L/S） □ 腹部　　□ 盆腔　　□ 肢体 □ 其他：_____
定位体位 Patient Position	□ 头向机架　　□ 脚向机架 □ 仰卧 □ 俯卧 □ 左侧卧 □ 右侧卧 □ 其他_____
固定方式 Fixator Type	□ 真空垫　　□头枕 A B C D E F　　□ 脚踏 □ 垫枕（头、肩、胸、腹、腘窝）（左、右） □ 其他_____
扫描方式 Scan Protocol	□平扫　　□ 增强一期　　□ 增强二期 □ 延时　　□呼吸指令（吸气、呼吸） □ 其他_____；　平扫层厚_____ mm 增强层厚_____ mm

粒子植入信息 Information of seeds implantation

粒子植入条件 Seeds Implantation Conditions	床高_____ 进床归零标记：有□无□ 固定针（1）层面_____ 计划深度_____；固定针（2）层面_____ 计划深度_____ 固定针（3）层面_____ 计划深度_____ 扫描范围_____至_____ 纵向激光线（左、右）位移_____ cm 肿瘤范围（上下：_____至 _____；左右：_____） 其他_____

技师：　　物理师：　　　　住院医师：　　　　主治医师：　　　　主任医师：

年　　月　　日

附录 2 3D 打印模板治疗计划系统

北京大学第三医院

放射性粒子植入治疗计划报告

病人标识：

病人姓名：

计划名称：术前计划

计划医师：

计划时间：

北京大学第三医院

放射性粒子植入治疗报告单 标识：

姓名： 性别： 年龄：
临床诊断： 计划时间：
处方剂量：11000.0 (cGy) 单针布源
针的总数：32 粒子总数：98

针序号	针位置	深度	粒子数
1	d4.0	7.29	2
2	d4.0	7.78	2
3	d4.0	7.46	3
4	d4.0	7.44	3
5	d4.0	6.62	3
6	d4.0	7.43	4
7	d4.0	7.67	4
8	d4.0	8.37	3
9	d4.0	8.87	4
10	d4.0	8.63	4
11	d4.0	7.46	3
12	d4.0	9.23	4
13	d4.0	8.44	3
14	d4.0	9.03	3
15	d4.0	10.05	4
16	d4.0	5.32	2
17	d4.0	7.40	3
18	d4.0	8.93	4
19	d4.0	10.68	5
21	d4.0	6.10	2
22	d4.0	7.30	3
23	d4.0	8.78	3
24	d4.0	10.68	5
25	d4.0	6.02	2
26	d4.0	7.49	3
27	d4.0	8.77	3
28	d4.0	7.91	2
29	d4.0	6.45	3

入针深度单位为cm

0.0 cm 1.0 cm 2.0 cm 3.0 cm 4.0 cm 5.0 cm 6.0 cm 7.0 cm

■ I125   ▨ Space

北京大学第三医院
放射性粒子植入治疗报告单 标识：

姓名：　　　　　　　　　性别：　　　　　　　　　年龄：
临床诊断：　　　　　　　　　　　　　　　　　　　计划时间：
处方剂量：11000.0 (cGy)　　　　　　　　　　　　单针布源
针的总数：32　　　　　　　　　　　　　　　　　　粒子总数：98

针序号	针位置	深度	粒子数
30	d4.0	8.13	3
31	d4.0	9.21	2
32	d4.0	6.53	2
33	d4.0	7.79	2

0.0 cm 1.0 cm 2.0 cm 3.0 cm 4.0 cm 5.0 cm 6.0 cm 7.0 cm

入针深度单位为cm

■ I125　　　　　▨ Space

北京大学第三医院
放射性粒子植入治疗报告单　标识：

姓名：　　　　　　　　　性别：　　　　　　　　　年龄：
临床诊断：　　　　　　　　　　　　　　　　　　　计划时间：

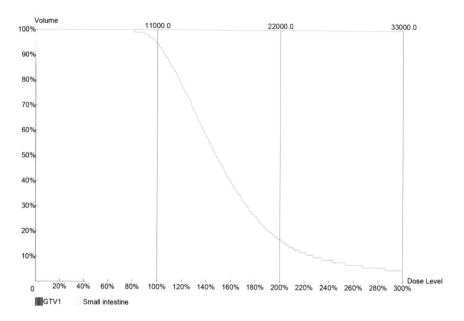

处方剂量(PD)： 11000.0 cGy　　　　最大剂量：　　177054.5 cGy
粒子类型：　　　I_125(6711_1985)　　粒子活度：　　0.70 mCi
模板个数：　　　33　　　　　　　　　粒子总数：　　98

组织名称	体积(cc)	最小剂量	最大剂量	平均剂量	D2.00cc	D50.0	D80.0	D90.0
GTV1	167.3	6775.1	177054.5	18861.2	62751.0	16309.6	13011.4	11697.1
Small intestine	554.3	0.0	7829.4	225.0	5016.9	0.0	0.0	0.0

组织名称	D100.0	V90	V100
GTV1	6775.1	164.6(98.4%)	158.6(94.8%)
Small intestine	0.0	0.0(0.0%)	0.0(0.0%)

北京大学第三医院
放射性粒子植入治疗报告单　标识：

姓名：　　　　　　　　　性别：　　　　　　　　　年龄：
临床诊断：　　　　　　　　　　　　　　　　　　　计划时间：

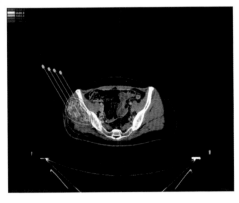

图注：

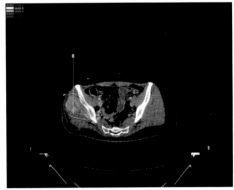

图注：

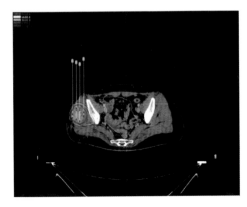

图注：

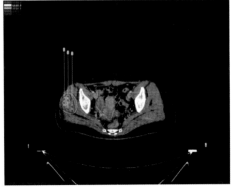

图注：

计划医师签字：_____　审核医师签字：_____

197

附录3 身体一般状况评分标准

1. Karnofsky（卡氏，KPS，百分法）功能状态评分标准

卡氏评分标准为百分制体力状况评分标准（表附-1）。

表附-1 Karnofsky 评分

体力状况	评分
正常，无症状和体征	100
能进行正常活动，有轻微症状和体征	90
勉强可进行正常活动，有一些症状或体征	80
生活可自理，但不能维持正常生活工作	70
生活能大部分自理，但偶尔需要别人帮助	60
常需人照料	50
生活不能自理，需要特别照顾和帮助	40
生活严重不能自理	30
病重，需要住院和积极的支持治疗	20
重危，濒临死亡	10
死亡	0

2. 体力状况（performance status，PS）分析标准

ECOG 评分标准（Eastern Cooperative Oncology Group Performance Status Scale）为五分制体力状况评分标准（表附-2）。

表附-2 Zubrod-ECOG-WHO（ZPS，5 分法）

体力状况	分级
正常活动	0
症轻状，生活自在，能从事轻体力活动	1
能耐受肿瘤的症状，生活自理，但白天卧床时间不超过 50%	2
症状严重，白天卧床时间超过 5%，但还能起床站立，部分生活自理	3
病重卧床不起	4
死亡	5

行为能力评分，Karnofsky 评分一般要求不小于 70，PS 评分一般要求不大于 2 才考虑放疗、化疗等。

附录 4 疼痛评分标准

1. 疼痛缓解评价见表附 -3。
2. 疼痛评价止痛疗效判断标准见表附-4。

表附-3　VAS 疼痛评分标准

评分	临床表现
0 分	无痛
3 分以下	有轻微的疼痛，能忍受
4 分–6 分	患者疼痛并影响睡眠，尚能忍受
7 分–10 分	患者有渐强烈的疼痛，疼痛难忍，影响食欲，影响睡眠

表附-4　疼痛评价止痛疗效判断标准

效果	临床表现
显效	疼痛消失或分级标准下降两级者
有效	疼痛分级标准下降一级者
无效	疼痛分级标准下无下降或上升者

附录5　功能评分标准

1. ASIA 神经损伤分级

A：完全性损害　　在骶段无任何感觉运动功能保留

B：不完全性损害　在神经平面以下包括骶段（S4，S5）存在感觉功能，但无运动功能

C：不完全性损害　在神经平面以下存在运动功能，大部分关键肌的肌力小于3级

D：不完全性损害　在神经平面以下存在运动功能，大部分关键肌的肌力大于或等于3级

E：正常　　　　　感觉和运动功能正常

2. Frankel 脊髓损伤分级（脊髓损伤严重程度的评定标准）

A：损伤平面以下深浅感觉完全消失

B：损伤平面以下深浅感觉完全消失，仅存某些骶区感觉

C：损伤平面以下仅有某些肌肉运动功能，无有用功能存在

D：损伤平面以下肌肉功能不完全，可扶拐行走

E：深浅感觉、肌肉功能及大小便功能良好，可有病理反射